… Für
Diabetiker

Abkürzungen

ca.	=	zirka
cl	=	Zentiliter
cm	=	Zentimeter
E	=	Eiweiß
El	=	Esslöffel
F	=	Fett
FP	=	Fertigprodukt
g	=	Gramm
i.Tr.	=	in der Trockenmasse
kcal	=	Kilokalorien
kg	=	Kilogramm
KH	=	Kohlenhydrate
kJ	=	Kilojoule
l	=	Liter
Min.	=	Minuten
ml	=	Milliliter
mm	=	Millimeter
Msp.	=	Messerspitze
Std.	=	Stunde
TK	=	tiefgekühlt
Tl	=	Teelöffel
Ø	=	Durchmesser

Maße

1 Tl	=	5 ml		
1 El	=	10 ml		
1 Tasse	=	150 ml		
1 l	=	1000 ml		
1/2 l	=	500 ml		
1/4 l	=	250 ml		
1/8 l	=	125 ml		
1 cl	=	0,01 l	=	10 ml

Wichtiger Hinweis:
Alle Angaben, Ratschläge und Tipps in diesem Buch wurden nach dem aktuellen Wissensstand sorgfältig erarbeitet. Dennoch erfolgen alle Angaben ohne Gewähr. Verlag und Autoren haften nicht für eventuelle Nachteile und Schäden, die aus den im Buch gemachten praktischen Hinweisen resultieren. Die in diesem Buch enthaltenen Ratschläge ersetzen nicht die Untersuchung und Betreuung durch einen Arzt.

Für
Diabetiker

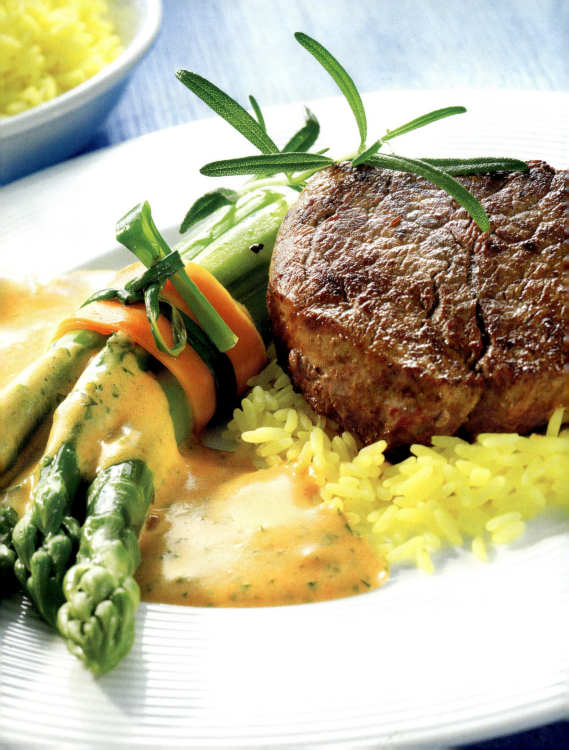

Inhalt

Einleitung	6

Was bedeutet Diabetes? 8
Wie beeinflusst das Essen den Blutzuckerspiegel? 10
Was heißt „ausgewählt" Kohlenhydrate essen? 10
BE, KE und KHE – was ist das eigentlich? 11
Glykämischer Index – auch so ein Fachwort 13
Ausgewogene Ernährung leicht gemacht –
die Ernährungspyramide 14
Die süße Alternative 17
Viele praktische Tipps zum Fettsparen 17
Essen außer Haus 18
Reserve gegen Unterzuckerung 18
Aufgepasst bei Alkohol 19

Frühstück	20
Fürs Büro	34
Salate, Suppen & Snacks	64
Hauptgerichte	114
Desserts & Kuchen	166
Rezeptverzeichnis	190

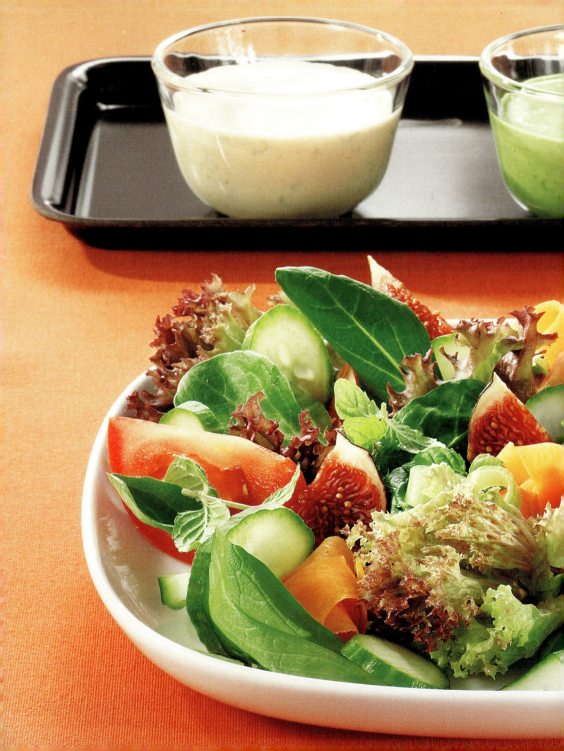

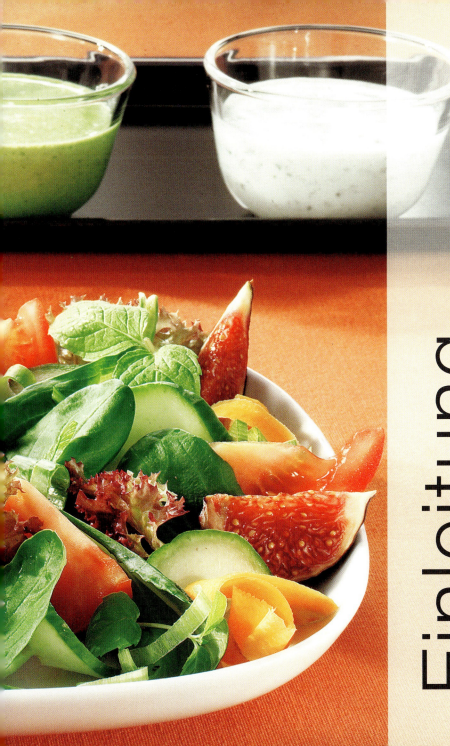

Einleitung

Die erfreuliche Nachricht zuerst: Eine strenge Diabetesdiät, bei der Zucker absolut verboten ist, gibt es heute nicht mehr. Was vor Jahren noch als Diabetesdiät bezeichnet wurde, ist heute eine moderne, abwechslungsreiche und schmackhafte Kost. Das Gute daran ist, dass Sie die gleichen Gerichte essen können wie der Rest der Familie. Das erleichtert Ihr Leben sehr. Es muss weder extra für Sie gekocht werden, noch müssen Sie aufs Essen außer Haus verzichten.

Doch natürlich spielt nach wie vor die Ernährung eine große Rolle in der Behandlung des Diabetes mellitus.
In diesem Kochbuch erfahren Sie, wie lecker Gerichte speziell für Diabetiker schmecken können!

Diabetes mellitus bedeutet sinngemäß ins Deutsche übersetzt „honigsüßer Durchfluss", das deutsche Wort lautet passenderweise: Zuckerkrankheit. Es handelt sich dabei um einen Sammelbegriff für verschiedene Störungen des Stoffwechsels, bei denen eine Überzuckerung des Blutes (Hyperglykämie) auftritt. Die Ursache ist entweder ein Insulinmangel oder eine Insulinunempfindlichkeit. Bisweilen ist auch eine Mischung aus beidem der Grund für die Zuckerkrankheit. Ist Insulinmangel die Ursache, so spricht man von Typ-1-Diabetes. Handelt es sich dagegen um eine Unempfindlichkeit, so spricht man von Typ-2-Diabetes, der auch unter dem Begriff „Altersdiabetes" bekannt ist. Aber der Begriff ist irreführend: Während früher tatsächlich in der Regel alte Menschen an dieser Form des Diabetes erkrankten, sind heutzutage auch immer mehr Kinder davon betroffen. Als Hauptursachen gelten Übergewicht und Bewegungsmangel. Doch was ist eigentlich das Insulin, das für den Zuckerhaushalt eine so zentrale Bedeutung hat? Bei diesem Stoff handelt es sich um ein Hormon, das in der Bauchspeicheldrüse gebildet wird. Seine Hauptaufgabe ist der Transport von Zucker aus der Blutbahn hin zu den arbeitenden Organen, insbesondere zu Gehirn, Herz und Muskeln, um diese mit Energie zu versorgen.

Diabetes tut nicht weh und wird daher von vielen Patienten am Anfang nicht ernst genommen, doch die Folgen

Steckbrief: Typ-1-Diabetes

Bei Typ-1-Diabetes produziert die Bauchspeicheldrüse zu wenig oder kein Insulin mehr, das den Zucker aus dem Blut in die Zellen schleust. Damit der Blutzucker nicht in astronomische Höhen schnellt, müssen Typ-1-Diabetiker Insulin spritzen. Durch das mehrmals tägliche Spritzen von Insulin kann der Zucker aus dem Blut in die Zelle gelangen. Dazu ist neben einer individuellen Grundmenge an Insulin (Basalrate) eine bestimmte Menge zur jeweiligen kohlenhydrathaltigen Mahlzeit (Bolus) nötig. Diabetes ist eine chronische Erkrankung und bedarf einer lebenslangen Therapie.

Der Betroffene kann durch eine gesunde Lebensführung wie eine ausgewogene Mischkost und regelmäßige Bewegung jedoch aktiv zum positiven Verlauf der Erkrankung beitragen.

Steckbrief: Typ-2-Diabetes

Typ-2-Diabetes ist mittlerweile zu einer Volkskrankheit geworden. Es handelt sich um eine Störung, bei der Insulin zwar vorhanden ist, an seinem Zielort, den Zellmembranen, aber nicht richtig wirken kann (Insulinresistenz). In den ersten Lebensjahrzehnten kann meistens die Bauchspeicheldrüse diese Störung durch die Produktion hoher Insulinmengen ausgleichen. Irgendwann kann die Bauchspeicheldrüse die überhöhte Insulinproduktion aber nicht mehr aufrechterhalten. Die produzierte Insulinmenge reicht dann nicht mehr aus, um den Blutzuckerspiegel zu kontrollieren und der Diabetes mellitus Typ 2 manifestiert sich. Ein Typ-2-Diabetiker hat auch dann noch viel mehr körpereigenes Insulin im Körper als ein Stoffwechselgesunder – für den eigenen Bedarf ist es jedoch nicht mehr ausreichend. Man spricht hier von einem relativen Insulinmangel. Viele Typ-2-Diabetiker haben jahrelang keine eindeutigen Symptome, was eine frühzeitige Erkennung oftmals erschwert. Früher trat diese Erkrankung nur im Alter auf, heute findet man sie schon bei Kindergartenkindern. Da als eine der Hauptursachen für diesen Erkrankungstyp das Übergewicht angesehen wird, ist dies ein alarmierendes Zeichen für unsere Fast-Food-Gesellschaft.

Doch es gibt auch gute Nachrichten: Sobald das Körpergewicht bereits minimal reduziert wird, bessern sich die Blutzuckerwerte zusehends. Typ-2-Diabetiker müssen in der Regel kein Insulin spritzen. Mit einer fettarmen, gesunden Mischkost und etwas mehr Bewegung können sie auf Dauer ihren Blutzuckerspiegel in den Griff bekommen.

eines schlecht eingestellten Diabetes sind fatal. Es kommt zu Veränderungen in den Gefäßen. Die Gefahr, einen Herzinfarkt oder Schlaganfall zu bekommen, steigt rapide. Durchblutungsstörungen in allen Organen schwächen deren Funktion. So lässt sich erklären, dass viele Diabetes-Patienten irgendwann Probleme mit der Sehkraft bekommen. Es ist daher wichtig, frühzeitig etwas gegen den Diabetes zu tun. Um so früh wie möglich reagieren zu können, sollten der Blutzuckerspiegel regelmäßig untersucht und die Kontrolluntersuchungen beim Arzt ernst genommen werden.

Wie beeinflusst das Essen den Blutzuckerspiegel?

Eiweiß, Fett und Kohlenhydrate sind die Energieträger unserer Nahrung. Täglich nehmen wir diese drei Hauptnährstoffe in unterschiedlicher Zusammensetzung mit unserem Essen auf. Der Verzehr von kohlenhydrathaltigen Nahrungsmitteln erhöht den Zuckerspiegel im Blut. Stoffwechselgesunde können über die Ausschüttung des Hormons Insulin den Blutzuckergehalt im Blut besser im Gleichgewicht halten als Diabetiker. Durch den Insulinmangel steigt bei ihnen nach einer kohlenhydrathaltigen Mahlzeit der Blutzuckerspiegel unerwünscht hoch an und sinkt auch nur sehr langsam wieder ab. Für den Alltag bedeutet dies allerdings nicht, dass überhaupt keine Kohlenhydrate mehr gegessen werden dürfen, sondern dass sie über den Tag verteilt und sehr ausgewählt gegessen werden. Nicht umsonst empfehlen die führenden Fachgesellschaften für Diabetes einen Kohlenhydratanteil von etwa 50 Prozent am Energieanteil in der Ernährung des Diabetikers – das ist genauso hoch wie beim Gesunden.

Was heißt „ausgewählt" Kohlenhydrate essen?

Kohlenhydrate lassen sich grob in zwei Gruppen aufteilen: Zum einen gibt es Kohlenhydrate, die schnell aus dem Darm in die Blutbahn aufgenommen werden und den Blutzuckerspiegel hochschnellen lassen. Zum anderen gibt es Kohlenhydrate, die langsamer in die Blutbahn gelangen und somit nicht so starke Blutzuckerspitzen auslösen. Zu den schnell aufnehmbaren Kohlenhydraten gehören zum Beispiel Zucker,

Weißmehlprodukte, Honig, zuckerhaltige Getränke, Fruchtsäfte und auch Obst. Zu den langsam aufnehmbaren, kohlenhydrathaltigen Lebensmitteln zählen beispielsweise Vollkornbrot, Vollkornreis, Haferflocken, Kartoffeln, Hülsenfrüchte und Gemüse.

Der Anstieg des Blutzuckerspiegels verzögert sich bei einem hohen Ballaststoffgehalt und auch bei einem Fettanteil in der jeweiligen Mahlzeit. An einem einfachen Praxisbeispiel erklärt, bedeutet dies: ein Glas Orangensaft führt zu einem schnelleren Anstieg des Blutzuckers als eine Orange, die als ganze Frucht mehr Ballaststoffe hat als der ausgepresste Saft. Isst man aber zum Orangensaft ein Vollkornbrot, dünn mit Butter bestrichen und mit Käse belegt, dann wird die Aufnahme des Zuckers ins Blut deutlich verlangsamt und die Blutzuckerspitze steigt nicht so hoch wie nach dem Verzehr einer Orange. Die Kohlenhydratmenge ist bei der kompletten Mahlzeit zwar größer und damit wird der Blutzuckerspiegel über einen längeren Zeitraum ansteigen, aber er wird keine so hohe Spitze erreichen – und die Spitzen sind das, was es hauptsächlich zu vermeiden gilt.

Ganz allgemein heißt das: statt Weißmehlbrötchen lieber Vollkornbrot essen, statt 2 Bananen am Stück, lieber eine Banane mit einem Naturjoghurt essen und statt Cornflakes und anderen aufbereiteten Frühstücksceralien lieber auf Müsli und Haferflocken umsteigen.

BE, KE und KHE – was ist das eigentlich?

Diese Abkürzungen führen immer zu großen Verwirrungen. Zugegebenermaßen ist es auch schade, dass es nicht nur eine Einheit gibt, wo sie doch alle so nahe beieinanderliegen.

Auf den Kohlenhydratgehalt der Lebensmittel sollen Diabetiker ein besonders Augenmerk legen. Daher geben die Mengeneinheiten BE, KE bzw. KHE Hilfestellung, wenn es um die Berechnung der Kohlenhydratmenge geht, die ein Lebensmittel bzw. ein Gericht enthält. Unter einer BE (Broteinheit) versteht man 12 g Kohlenhydrate und eine KE oder KHE (Kohlenhydrateinheit) entspricht 10 g Kohlenhydrate. Da dies nur Schätzhilfen sind (denn bei vielen Lebensmitteln, wie z.B. bei einem Apfel

Kohlenhydrathaltige Lebensmittelgruppen mit BE, KE und KHE

- Brot und Backwaren
- Körner und Mehle
- Reis und Nudeln
- Kartoffeln und Kartoffelerzeugnisse
- Hülsenfrüchte wie Bohnen, Erbsen, Mais und Linsen
- Obst und Obstsäfte
- Milch und Milchprodukte
- Nüsse und Samen
- Zucker und Honig
- zuckerhaltige Getränke, wie Limonaden, Eistee
- Süßigkeiten und Knabberartikel
- Fertiggerichte und Halbfertiggerichte

schwanken die Kohlenhydratanteile je nach Jahreszeit und auch Sorte sehr), haben wir die Werte zusammengefasst.

Alle kohlenhydrathaltigen Lebensmittel werden daher in Form dieser Einheiten berechnet. Es gibt somit auch Lebensmittel, die aus der Berechnung herausfallen, da sie keine oder nur in kleinen Mengen Kohlenhydrate enthalten.

Als Faustregel gilt: Alle pflanzlichen Lebensmittel sowie Milch und Milchprodukte enthalten Kohlenhydrate. Sie werden somit auch als Broteinheiten bzw. Kohlenhydrateinheiten angerechnet. Süßigkeiten, Knabberartikel, Kuchen und auch Fertiggerichte haben ebenfalls größere Mengen an Kohlenhydraten und werden daher auch berechnet. Gemüse, das nur einen geringen Kohlenhydratanteil hat, ist bei Portionen unter 200 g anrechnungsfrei. Ein grüner Beilagensalat zum Beispiel oder ein Gurkensalat haben so wenige Kohlenhydrate, dass diese nicht angerechnet werden müssen.

Glykämischer Index – auch so ein Fachwort

Aufgrund ihrer unterschiedlichen Zusammensetzung können Lebensmittel mit gleichem Kohlenhydratanteil zu einem unterschiedlich schnellen und damit auch unterschiedlich hohen Blutzuckeranstieg führen. Diese Wirkung auf den Blutzuckerspiegel wird als glykämischer Index bezeichnet. Die Basis für diesen Index ist der Traubenzucker. Sein Index wird gleich 100 gesetzt. Damit verglichen wird die Blutzuckerwirksamkeit von anderen Lebensmitteln. Je niedriger also der glykämische Index eines Nahrungsmittels ist, umso langsamer ist der Blutzuckeranstieg. Ein langsamer Blutzuckeranstieg ist empfehlenswert für Diabetiker, ein schneller, hoher Anstieg dagegen muss vermieden werden.

Vollkornprodukte, Hülsenfrüchte und Gemüse haben einen sehr niedrigen glykämischen Index, da sie viele Ballaststoffe enthalten und nur wenige

hoch	mittel	niedrig
Weißbrot	Roggenbrot	Vollkornbrot
Kartoffelbrei	Pellkartoffeln mit Quark	Pellkartoffeln mit Gemüsebeilage und Quark
Laugenbrezel	Körnerbrötchen	Vollkornbrötchen
Minutenreis	Parboiled Reis	Naturreis
Orangensaft	zuckerfreier Erdbeer-Milch-Shake	Buttermilch
Früchtejoghurt	Diät-Früchtejoghurt	Naturjoghurt
–	Tomatensaft	Tomaten-Mozzarella-Salat

Einleitung

schnell aufnehmbare, das heißt: resorbierbare Kohlenhydrate. Orangensaft, zuckerhaltige Getränke, Cornflakes und Toastbrot weisen dagegen einen hohen Wert auf, da ihr Anteil an schnell resorbierbaren Kohlenhydraten hoch ist und der Ballaststoffanteil gering.

Der glykämische Index ist aber keine feste Größe. Ein Brot mit Butter und Käse belegt, hat einen niedrigeren glykämischen Index als eine Scheibe Brot ohne alles. Das liegt an dem Fettanteil von Butter und Käse. Denn Fett (immer in Maßen gegessen!) sorgt bei kohlenhydrathaltigen Lebensmitteln dafür, dass der Blutzuckeranstieg langsamer erfolgt, als wenn man die Lebensmittel „pur" essen würde.

Ausgewogene Ernährung leicht gemacht – die Ernährungspyramide

Sich ausgewogen zu ernähren ist nicht schwer, es gibt lediglich ein paar Grundregeln zu beachten. Die Ernährungspyramide (S. 16) verdeutlicht diese Grundregeln und stellt bildlich dar, worauf es bei der Auswahl von Lebensmitteln ankommt. Das Gute dabei: Nichts ist verboten – allein die Menge ist entscheidend. Als Faustregel gilt: Je größer die dargestellte Lebensmittelgruppe ist, umso häufiger und reichlicher können Sie davon essen.

Getränke (Wasser, Schorlen, Kräuter- und Früchtetee)

Der Körper braucht zusätzlich zum Essen 1,5 bis 2 Liter Flüssigkeit am Tag. Der beste Durstlöscher ist Wasser, denn es versorgt uns ganz ohne Kalorien mit Flüssigkeit. Auch ungezuckerte Kräuter- und Früchtetees stillen den Durst, ohne dick zu machen.

Obst und Gemüse

Die Grundlage für eine gesunde Ernährung besteht in fünf Portionen Obst und Gemüse pro Tag, idealerweise verteilt auf 3 Portionen Gemüse und 2 Portionen Obst. Egal ob frisch geerntet, tiefgefroren, gekocht oder als Saft: Insgesamt etwa 500 bis 800 Gramm sollten es sein. Das hört sich sich für den einen oder die andere sicher schwerer an, als es ist, denn mit ein paar Tricks lassen sich die Vitamin-Portionen wunderbar in die Ernährung integrieren. Beim Obst können Sie sich schon zum Frühstück einen Apfel oder eine Banane ins Müsli schnippeln und nachmittags einen Fruchtshake mixen. Um auf drei Gemüseportionen zu kommen, können Sie sich zum Beispiel angewöhnen, jede Ihrer Mahlzeiten durch eine üppige Gemüsebeilage, einen Salat oder eine Rohkost zu bereichern. Oder kochen Sie Gerichte, die überwiegend aus Gemüse und Hülsenfrüchten bestehen!

Brot, Kartoffeln, Reis & Co.
In diesen Lebensmitteln stecken wertvolle Kohlenhydrate, Vitamine, Mineralien und reichlich Ballaststoffe. Besonders Vollkornbrot und Getreideflocken sind ausgezeichnete Sattmacher. Kartoffeln, Nudeln oder Reis sind die Basis einer Hauptmahlzeit und sollten möglichst naturbelassen sein.

Milch und Milchprodukte
Diese Lebensmittel liefern hochwertiges Eiweiß, B-Vitamine und viel Calcium für feste und stabile Knochen. 1/4 l Milch oder 250 g Joghurt und 2–3 Scheiben Käse decken allerdings bereits den Calciumbedarf. Am besten mixen Sie Naturjoghurt und -quark mit frischem Obst.

Fleisch, Wurstwaren und Fisch
Nur 2- bis 3-mal die Woche Fleisch und Wurst reichen aus, um optimal mit wertvollem Eiweiß, Zink und Eisen versorgt zu sein. Bevorzugen Sie Fleisch- und Wurstsorten mit wenig Fett.

Seefisch ist besonders gesund. In ihm stecken Jod, Omega-3-Fettsäuren und hochwertiges Eiweiß. Seelachs, Kabeljau und Rotbarsch sollten daher mindestens einmal pro Woche gegessen werden. Lachs, Hering, Makrele oder Thunfisch zählen zwar zu den Fettfischen – allerdings punkten sie aufgrund der Omega-3-Fettsäuren. Daher sollten auch Sie, wenn kein Übergewicht besteht, wöchentlich einmal auf dem Speiseplan stehen. Übrigens: Omega-3-Fettsäuren sind mehrfach ungesättigte Fettsäuren, die vor allem in Fisch vorkommen und vor Herz-Kreislauf-Erkrankungen schützen.

Fette und Nüsse
Mit Fetten sollte insgesamt sparsam umgegangen werden, da schon viele Fette versteckt in der Nahrung enthalten sind. Ist man mit dem Fettverbrauch sprsam, muss im Gegenzug nicht auf fettreduzierte Varianten,

Ernährungspyramide

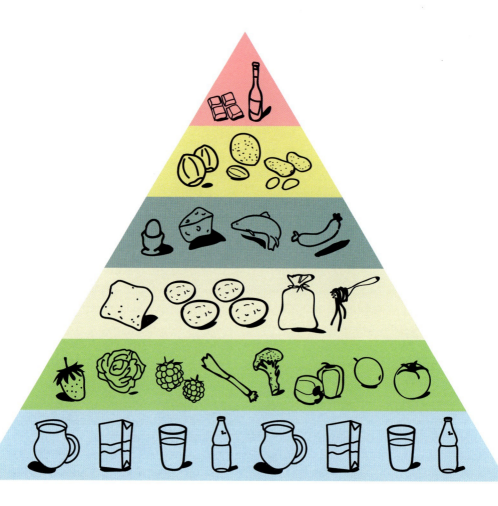

wie Diät-Margarine zurückgegriffen werden. Außerdem sollten bevorzugt hochwertige Öle verwendet werden. Im Alltag bedeutet das: Butter oder Margarine dünn aufs Brot streichen und hochwertiges Öl wie Oliven-, Raps- und Sonnenblumenöl sowohl in der kalten wie auch warmen Küche verwenden. Nüsse enthalten ebenfalls viel Fett. Daher gilt auch hier, weniger ist mehr.

Süßes und alkoholische Getränke
Süßigkeiten wie Schokolade und Bonbons, aber auch Limonaden stehen zusammen mit alkoholischen Getränken an der Spitze der Pyramide. Das heißt eindeutig: Bitte nicht zu viel davon.

Zucker in Maßen

Auch Diabetiker dürfen Zucker essen. Das strikte Verbot aus früheren Zeiten hat sich als falsch herausgestellt. Trotzdem muss man als Diabetiker mit Zucker sparsam umgehen. Bis max. 50 g Zucker, in Gerichten verpackt, dürfen am Tag verzehrt werden. Kaffee oder Tee sollten weiterhin nicht mit Zucker gesüßt werden und auch eine zuckerhaltige Limonade sind leere Kalorien, die nur unnötig den Blutzuckerspiegel ansteigen lassen.

Eine Alternative zum Zucker sind Süßstoffe: Sie liefern praktisch keine Energie, sind frei von Kohlenhydraten und müssen daher nicht angerechnet werden. Süßstoffe haben eine wesentlich höhere Süßkraft als Zucker und werden daher nur in kleinsten Dosen verwendet. So reichen schon wenige Tropfen aus, um einen ganzen Nachtisch zu süßen.

Die Verwendung von Zuckeraustauschstoffen wird in der Diabetikerernährung heute nicht mehr empfohlen. Sie haben ähnlich viele Kalorien und Kohlenhydrate wie Zucker, lösen in größeren Mengen oft Verdauungsbeschwerden aus und können ungünstige Auswirkungen auf den Stoffwechsel haben.

Viele praktische Tipps zum Fettsparen

Da die Mehrzahl der Diabetiker mit dem Gewicht zu kämpfen hat und eine Gewichtsabnahme einen positiven Einfluss auf den Blutzuckerspiegel hat, sollte fettarm gegessen werden. Ohne Probleme und Geschmacksverluste lässt sich beim Kochen sehr viel Fett einsparen. Grundvoraussetzung ist lediglich die Bereitschaft dazu! Hier ein paar Tipps:

- Verwenden Sie beschichtete Pfannen, Töpfe und Backformen. Diese müssen meist nur mit Öl ausgepinselt werden.
- Bratschlauch und Tontopf sind ideal zum fettarmen Schmoren und Garen von Fleisch und Gemüse.
- Sahne und Crème fraîche gegen saure Sahne und fettarme Sojacreme austauschen.
- Verzichten Sie auf Paniertes und Frittiertes.
- Kochen Sie viel im Wok, das geht schnell und ist gesund.
- Verwenden Sie stets fettarme Milchprodukte: Milch und Joghurt mit 1,5% Fett, Magerquark und Käse möglichst mit unter 45% Fett i. Tr..
- Anstelle von fetter Wurst legen Sie magere Wurstsorten aufs Brot. Magere Aufschnitte sind all jene in Aspik sowie Corned beef, Geflügelwurst, kalter Braten und Schinken.
- Beim Schinken sollten Sie aber den Fettrand abschneiden.

Essen außer Haus

Auswärts essen ist heutzutage für Diabetiker kein Problem mehr. Ob in der Kantine, im Restaurant oder im Urlaub – Diabetiker finden stets ein passendes Gericht. Da es sich bei ihrer idealen Ernährung um eine abwechslungsreiche Mischkost handelt und Zucker auch nicht mehr verboten ist, findet sich überall etwas. Ein Schweineschnitzel paniert ist nicht ideal, aber ein Schnitzel natur mit viel frischem Gemüse eine leckere Alternative. Auch eine Pizza Margherita stellt kein Problem dar. Ihr sollte der Vorzug gegeben werden, wenn die Alternative zum Beispiel eine Pizza quattro formaggi wäre.

Reserve gegen Unterzuckerung

Wenn Sie Insulin spritzen oder blutzuckersenkende Medikamente einnehmen, sollten Sie stets schnell aufgenommene Kohlenhydrate mit sich führen. Geeignet sind Traubenzucker oder auch zuckerhaltige Lutschbonbons sowie eine Trinkportion Orangensaft. Wenn Sie eine Unterzuckerung bemerken, können Sie diese dann schnell essen bzw. trinken und somit wird Schlimmeres vermieden.

Aufgepasst bei Alkohol

Auf Alkohol muss der Diabetiker nicht unbedingt verzichten, doch sollte er sich mit der blutzuckererhöhenden sowie auch -senkenden Wirkung auskennen. Viele alkoholische Getränke haben zunächst eine blutzuckererhöhende Wirkung, die jedoch später zu einem rapiden Blutzuckerabfall führen kann. Da Alkohol die Neubildung von Zucker in der Leber hemmt und der Körper dadurch keine Reserven an Zucker bilden kann, setzt die blutzuckersenkende Wirkung des Alkohols bei leerem Magen relativ schnell ein. Außerdem senkt Alkohol generell die Entleerung des Mageninhaltes, sodass Kohlenhydrate langsamer ins Blut gelangen. So ist es sinnvoll, vor dem Gläschen Wein oder Bier langsam resorbierbare Kohlenhydrate wie Brot, Reis, Nudeln oder Kartoffeln zu verzehren. Auch nach körperlicher Aktivität, wie Sport oder Gartenarbeit, kann der Genuss von Alkohol schnell zu einer Unterzuckerung führen.

Alkoholische Getränke mit blutzuckersteigender Wirkung:

- Biere wie Pils, Export, Kölsch, Hefeweizen und Light-Biere sowie auch alkoholfreie Biere

- Weine mit mehr als 9 g Restzucker, dazu gehören halbtrockene und süß ausgebaute Weine, Portwein und Sherry

- Sektartige Weine mit Ausnahme von „brut" und „extra-brut" bzw. „dry" und „extra-dry"

- Aufgesetzte Brände, wie z.B. Apfelkorn, und Liköre

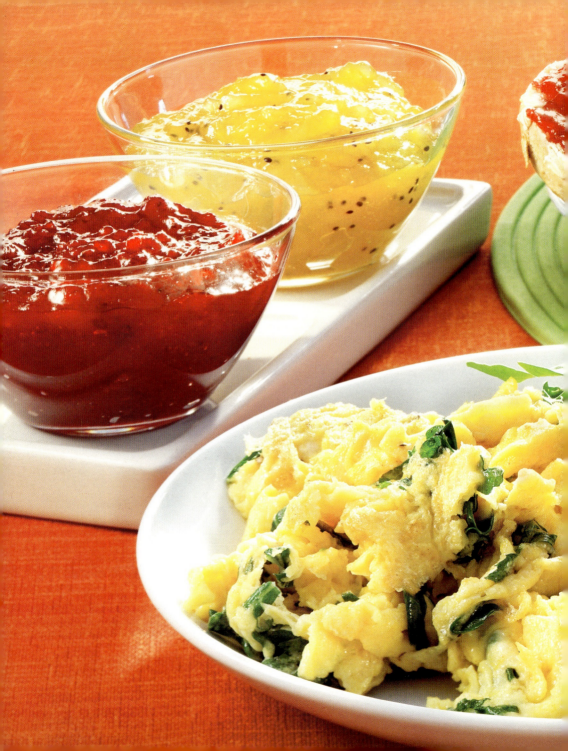

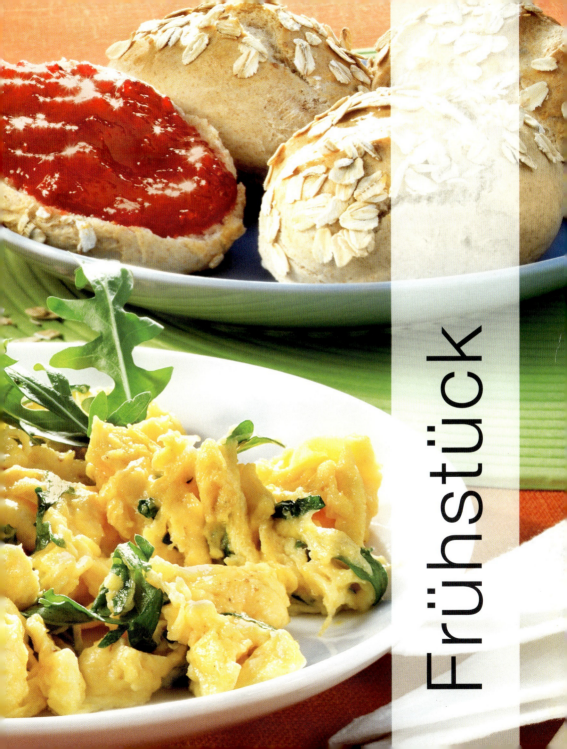

Vollkornbrot
mit Früchten

Für 2 Portionen

4 Scheiben Vollkornbrot (à 40 g)
20 g Butter zum Bestreichen
1 Pfirsich
etwas Zitronensaft
10 Erdbeeren

Zubereitungszeit: ca. 10 Minuten
Pro Portion ca. 280 kcal/1190 KJ
7 g E, 9 g F, 42 g KH, 4 KE-BE

1 Das Brot mit Butter bestreichen. Den Pfirsich waschen, halbieren und vom Stein befreien. Die Pfirsichhälften in Spalten schneiden und mit Zitronensaft beträufeln.

2 Die Erdbeeren waschen, den grünen Stielansatz entfernen und die Früchte in Scheiben schneiden.

3 Pfirsichspalten und Erdbeeren auf 2 Brotscheiben verteilen. Die restlichen Scheiben darauflegen. Die Brote diagonal durchschneiden.

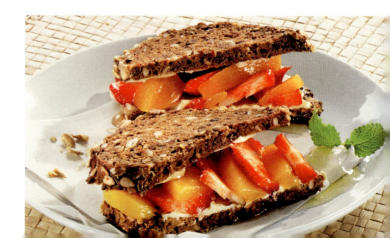

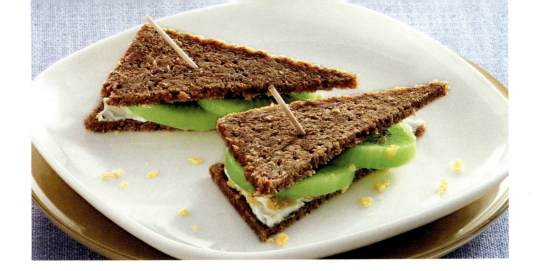

Frischkäsebrot
mit Kiwi

1. Das Brot mit Butter und Frischkäse bestreichen. Die Scheiben in Dreiecke schneiden.

2. Die Cornflakes zerdrücken und auf 2 Dreiecke streuen.

3. Die Kiwi schälen, in dünne Scheiben schneiden und auf die Cornflakes legen. Mit den übrigen Dreiecken belegen.

Für 1 Portion

2 Scheiben Leinsamenbrot (à 40 g)
10 g Butter zum Bestreichen
30 g Doppelrahm-Frischkäse (60 % Fett i. Tr.)
1 El Cornflakes
1/2 Kiwi

Zubereitungszeit: ca. 5 Minuten
Pro Portion ca. 390 kcal/1640 KJ
10 g E, 20 g F, 42 g KH, 4 KE-BE

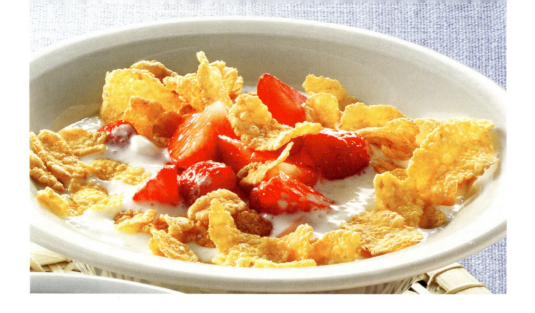

Erdbeeren
mit Kefir und Cornflakes

Für 1 Portion

150 g Erdbeeren
150 ml fettarmer Kefir (0,1 % Fett)
3 El Cornflakes (15 g)
einige Tropfen Süßstoff

Zubereitungszeit: ca. 5 Minuten
Pro Portion ca. 160 kcal/670 KJ
7 g E, 1 g F, 26 g KH, 2 KE-BE

1 Die Erdbeeren waschen, putzen und vierteln. Den Kefir über die Erdbeeren gießen.

2 Mit Cornflakes bestreuen und sofort servieren, sonst verlieren die Flakes ihre Knusprigkeit. Eventuell mit flüssigem Süßstoff süßen.

Cornflakes
mit Aprikosen und Melone

1. Die Aprikosen waschen, halbieren und den Stein entfernen. Die Aprikosenhälften klein schneiden.

2. Die Wassermelone entkernen und ebenfalls in kleine Stücke schneiden.

3. Joghurt, Süßstoff und Sesam in einer kleinen Schüssel verrühren.

4. Die Cornflakes in einen tiefen Teller geben. Die Joghurtcreme hinzugeben und alles mit den Früchten garnieren.

Für 1 Portion

2 Aprikosen
200 g Wassermelone
1 Becher Naturjoghurt (1,5 % Fett)
einige Tropfen Süßstoff
1 El Sesam
3 El Cornflakes (15 g)

Zubereitungszeit: ca. 10 Minuten
Pro Portion ca. 220 kcal/920 KJ
8 g E, 5 g F, 33 g KH, 3 KE-BE

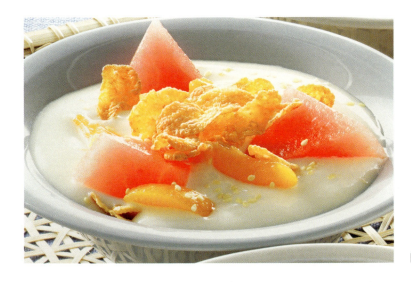

Frühstück 25

Knuspriges Müsli

Für 1 Portion

25 g knusprige Frühstücks-flocken
1 El gehackte Haselnüsse
60 g Heidelbeeren
1 Spritzer Zitronensaft
100 ml fettarme Milch (1,5 % Fett)

Zubereitungszeit: ca. 5 Minuten
Pro Portion ca. 220 kcal/920 KJ
7 g E, 8 g F, 26 g KH, 2,5 KE-BE

1 Die Frühstücksflocken mit den gehackten Haselnüssen in einer Schüssel vermischen.

2 Die Heidelbeeren waschen und in einem Sieb gut abtropfen lassen.

3 Die Heidelbeeren und den Zitronensaft zur Frühstücksflocken-Mischung geben und alles gut verrühren. Die Milch darübergießen.

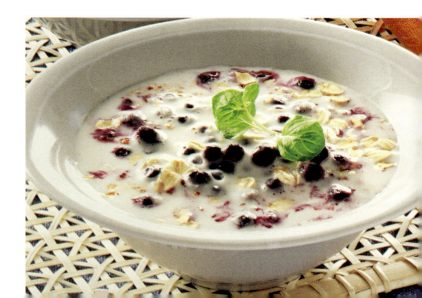

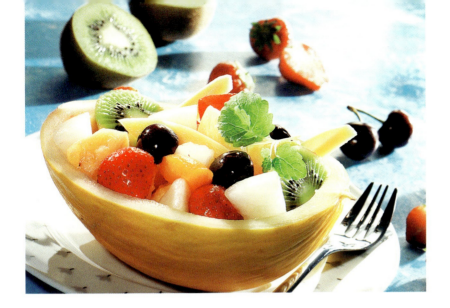

Gefüllte Melonen

1. Die Melonen waschen, halbieren und die Kerne entfernen. Das Fruchtfleisch bis auf einen Rand von 1 cm auslösen und würfeln.

2. Die Melonenhälften kühl stellen. Erdbeeren und Kirschen waschen, die Stielansätze entfernen, Kirschen entsteinen, Erdbeeren und Kirschen halbieren. Das restliche Obst schälen und klein schneiden.

3. Das klein geschnittene Obst in einer Schüssel vermengen und eventuell mit Süßstoff abschmecken. Anschließend in die Melonenhälften füllen und servieren.

Für 4 Portionen

2 Honigmelonen
200 g Erdbeeren
200 g Kirschen
1 Pfirsich
1 Kiwi
200 g Ananas
einige Tropfen Süßstoff

Zubereitungszeit: ca. 20 Minuten
ca. 130 kcal/560 KJ
3 g E, 1 g F, 28 g KH, 2,5 KE-BE

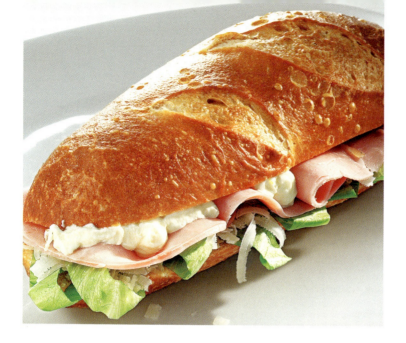

Bistro-Baguette

Für 1 Portion

2–3 Blätter Eisbergsalat
1 Baguettebrötchen (60 g)
10 g Butter
10 g geraspelter Hartkäse
30 g gekochter Schinken
1 Tl Naturjoghurt (1,5 % Fett)

Zubereitungszeit: ca. 5 Minuten
Pro Portion ca. 310 kcal/1280 KJ
14 g E, 14 g F, 32 g KH, 3 KE-BE

1. Die Salatblätter waschen, trocknen und in feine Streifen schneiden.

2. Das Baguette aufschneiden und mit Butter bestreichen. Die untere Hälfte mit Salat, geraspeltem Käse und Schinken belegen.

3. Den Joghurt auf den Schinkenbelag streichen und das Brot zuklappen.

Karotten-Buttermilch
mit Dill

1. Buttermilch, Säfte, Ketchup und fein gewiegten Dill gut verquirlen.

2. Mit den Gewürzen pikant abschmecken und nochmals verrühren.

3. In 2 Gläser füllen und mit Dillzweigen dekorieren.

Für 2 Portionen

250 ml Buttermilch
100 ml Karottensaft
2 El Zitronensaft
4 El Tomatenketchup
2 El Dill
weißer Pfeffer
Selleriesalz
Tabasco
Dillzweige zum Garnieren

Zubereitungszeit: ca. 5 Minuten
Pro Portion ca. 90 kcal/380 KJ
5 g E, 1 g F, 14 g KH, 1,5 KE-BE

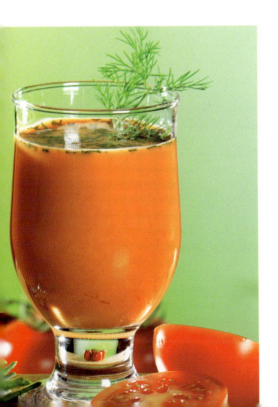

Frühstück

Tomaten-Kefir

Für 1 Portion

150 ml Kefir (0,1 % Fett)
100 g pürierte Tomaten
1 Tl Zitronensaft
1 Prise Knoblauchpulver
Pfeffer
1 Prise Salz
1 El Schnittlauchröllchen
Cocktailtomate

Zubereitungszeit: ca. 5 Minuten
Pro Portion ca. 80 kcal/340 KJ
6 g E, 0 g F, 10 g KH, 1 KE-BE

1 Kefir mit Tomaten, Zitronensaft und Gewürzen im Mixer gut durchmixen. Den Schnittlauch unterrühren.

2 Nochmals abschmecken, in ein Glas füllen und mit einer Cocktailtomate garniert servieren.

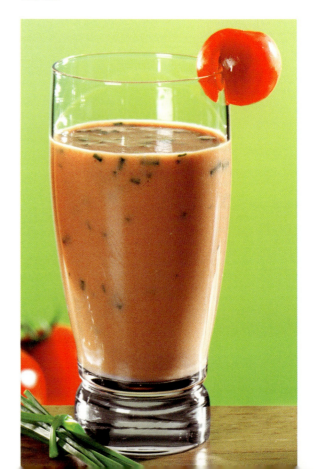

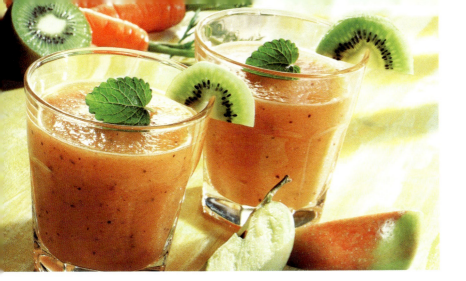

Fitness-Saft mit Kürbis

1 Das Kürbisfleisch von Kernen und Fasern befreien und grob würfeln.

2 Die Äpfel schälen, das Kerngehäuse entfernen und die Äpfel in große Stücke schneiden.

3 Karotten putzen, schälen und in Stücke schneiden. Die Kiwi schälen und klein schneiden.

4 Apfel- und Karottenstücke in einen Entsafter geben und entsaften. Kürbis und Kiwi im Mixer pürieren.

5 Püree zum Saft in einen Mixer geben und gut mischen. In Gläser füllen und servieren.

Für 2 Portionen

300 g Kürbisfleisch
2 Äpfel
2 Karotten
1 Kiwi

Zubereitungszeit: ca. 10 Minuten
ca. 150 kcal/600 KJ
3 g E, 1 g F, 29 g KH, 2,5 KE-BE

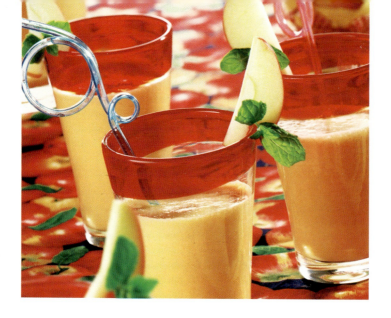

Apfel-Möhren-Drink

Für 4 Portionen

2 Äpfel
600 ml kalte Milch (1,5 % Fett)
150 ml Möhrensaft
einige Tropfen Süßstoff

Zubereitungszeit: ca. 10 Minuten
Pro Portion ca. 120 kcal/500 KJ
6 g E, 3 g F, 17 g KH, 1,5 KE-BE

1 Die Äpfel schälen, das Kerngehäuse entfernen und die Äpfel in dünne Spalten schneiden.

2 4 Apfelspalten beiseitelegen. Restliche Apfelspalten und Milch in den Mixer geben und pürieren.

3 Möhrensaft zur Apfelmilch geben und alles nochmals gut durchmixen. Eventuell mit Süßstoff abschmecken.

4 Die Drinks auf 4 Gläser verteilen und mit Apfelspalten dekorieren. Mit Trinkhalm servieren.

Melonenmilch

1 Die Melone schälen und die Kerne mit einem Löffel herauslösen. Das Fruchtfleisch klein schneiden, einige Stückchen beiseitelegen, das restliche Fruchtfleisch mit dem Pürierstab pürieren. Den Zitronensaft unter das Püree rühren.

2 Das Melonenpüree in den Mixer füllen und mit Milch und Orangensaft auffüllen. Alles noch einmal gut durchmixen.

3 Die Melonenmilch in 4 Longdrinkgläser füllen, mit Melonenstücken und Minzezweigen garniert servieren.

Für 4 Portionen

1/2 reife Galia-Melone
2 El Zitronensaft
400 ml Orangensaft
300 ml kalte Milch (1,5 % Fett)
Minzezweige zum Garnieren

Zubereitungszeit: ca. 10 Minuten
Pro Portion ca. 110 kcal/460 KJ
4 g E, 1 g F, 18 g KH, 1,5 KE-BE

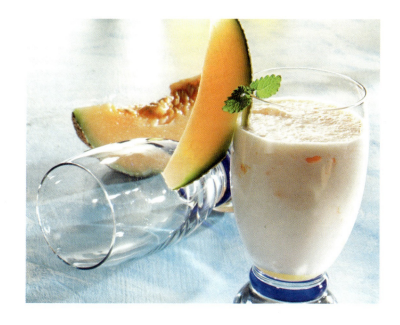

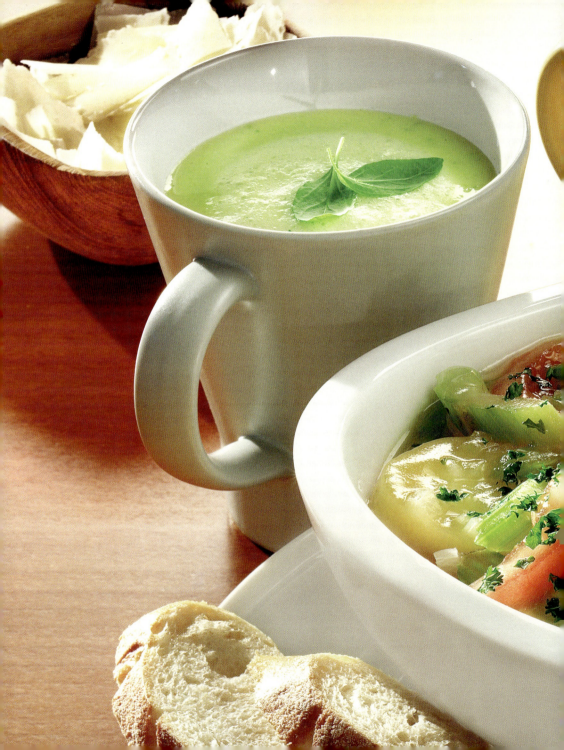

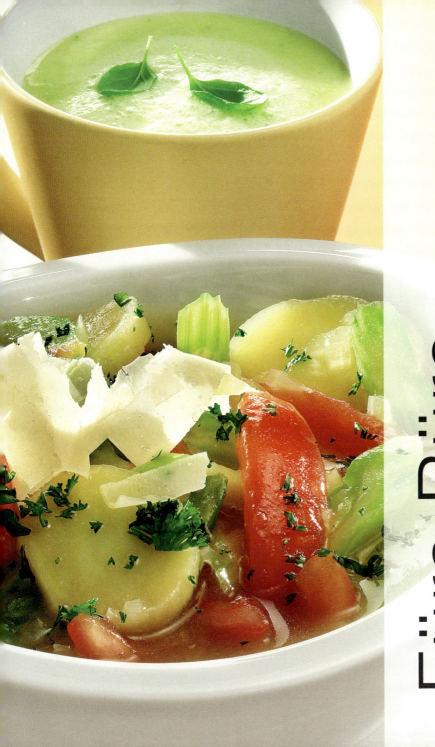

Fürs Büro

Sandwich
mit Thunfischsalat

Für 4 Portionen

2 Gewürzgurken
1 kleine Zwiebel
1/2 grüne Paprikaschote
2 Stangen Staudensellerie
200 g Thunfisch im eigenen Saft (aus der Dose)
2 Tl Zitronensaft
1 El Mayonnaise
Salz
Pfeffer
1–2 Spritzer Tabasco
8 Scheiben Weißbrot (à 25 g)
4 Blätter Eisbergsalat

Zubereitungszeit: ca. 20 Minuten
Pro Portion ca. 260 kcal/1090 KJ
15 g E, 10 g F, 27 g KH, 2,5 KE-BE

1 Gurken in kleine Würfel schneiden. Zwiebel schälen und in dünne Scheiben schneiden oder reiben. Paprikaschote putzen und sehr fein würfeln. Sellerie putzen und hacken.

2 Den Thunfisch über einem Sieb abtropfen lassen. In einer Schüssel mit einer Gabel zerpflücken und mit dem vorbereiteten Gemüse, Zitronensaft und Mayonnaise mischen. Mit Salz, Pfeffer und Tabasco würzig abschmecken.

3 4 Brotscheiben mit je 1 Salatblatt belegen und darauf den Thunfischsalat verteilen. Die restlichen Brotscheiben darauflegen und die Sandwiches leicht zusammendrücken.

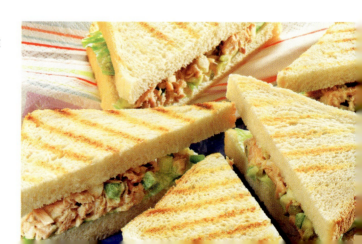

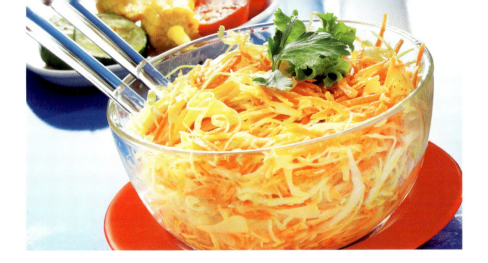

Kohlsalat mit Karotten

1 Den Kohl putzen, harten Strunk entfernen und sehr fein schneiden oder hobeln. Die Möhren schälen und reiben. Beide Gemüsesorten gut miteinander vermischen.

2 In einem Topf Olivenöl und Mehl bei geringer Temperatur einige Minuten köcheln. Salz, Pfeffer, Senf, etwas Tabasco und Süßstoff nach Geschmack hinzufügen, dann den Essig angießen.

3 Die Sahne mit dem Eigelb verquirlen und unter die Öl-Mehl-Mischung rühren. Die Masse erhitzen und rühren, bis das Dressing andickt. Mit Salz und Pfeffer abschmecken und abkühlen lassen.

4 Dressing über den Salat geben, gut untermischen und alles einige Stunden im Kühlschrank durchziehen lassen.

Für 8 Portionen

1 kleiner Kopf Weißkohl
3 Möhren
4 El Olivenöl
1 Tl Mehl
Salz, Pfeffer
1 Tl Senf
1 Spritzer Tabasco
etwas flüssiger Süßstoff
5 El Essig
100 ml Sahne
1 Eigelb

Zubereitungszeit: ca. 20 Minuten
Pro Portion ca. 140 kcal/570 KJ
3 g E, 10 g F, 8 g KH, 1 KE-BE

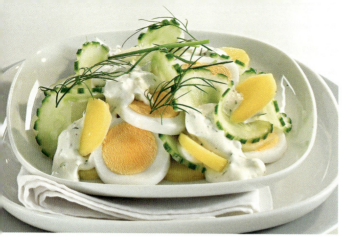

Kartoffelsalat mit Gurke

Für 4 Portionen

1 kg festkochende Kartoffeln
3 Eier
3 Zwiebeln
1 kleine Salatgurke
5–6 Dillspitzen
1 Bund Schnittlauch
200 ml Sojacreme
1 Schuss Essig
Salz
Pfeffer
Zucker

Zubereitungszeit: ca. 30 Minuten
(plus Kochzeit)
Pro Portion ca. 310 kcal/1300 KJ
12 g E, 14 g F, 34 g KH, 3 KE-BE

1 Die Kartoffeln waschen, sauber bürsten und etwa 20 Minuten gar kochen. Anschließend abgießen, etwas abkühlen lassen und pellen. Die Eier hart kochen, abschrecken, pellen und in Scheiben schneiden.

2 Die ausgekühlten Kartoffeln ebenfalls in Scheiben schneiden. Die Zwiebeln schälen und fein würfeln. Die Salatgurke waschen, eventuell schälen und in dünne Scheiben hobeln. Den Schnittlauch und den Dill waschen, trocken schütteln und fein hacken.

4 Sojacreme mit Essig, Salz, Pfeffer und Zucker kräftig abschmecken. Alle Zutaten mit der Sauce mischen und gut durchziehen lassen.

Peperonata

1 Die Paprikaschoten waschen, halbieren, putzen und in Streifen schneiden. Die Zwiebel und den Knoblauch schälen und hacken.

2 Das Öl in einer großen Pfanne erhitzen, Zwiebel und Knoblauch etwa 3 Minuten darin andünsten, die Paprikastreifen zugeben und das Gemüse mit Salz und Pfeffer würzen. Alles weitere 5 Minuten unter gelegentlichem Rühren schmoren.

3 Die Tomaten für einige Sekunden in kochendes Wasser legen, häuten, von Stielansätzen und Kernen befreien und das Fruchtfleisch würfeln.

4 Petersilie waschen, trocken schütteln und hacken. Unter die Tomaten mischen.

5 Tomaten zu den Paprikastreifen geben und die Mischung abgedeckt etwa 20 Minuten köcheln lassen. Mit Majoran bestreut servieren. Schmeckt heiß oder kalt.

Für 6 Portionen

4 große Paprikaschoten
(grün, gelb und rot)
1 Zwiebel
1 Knoblauchzehe
4 El Olivenöl
Salz
Pfeffer
400 g Tomaten
1/2 Bund glatte Petersilie
2 El frisch gehackter Majoran

Zubereitungszeit: ca. 30 Minuten
(plus Schmor- und Garzeit)
Pro Portion ca. 100 kcal/420 KJ
2 g E, 7 g F, 6 g KH, 0,5 KE-BE

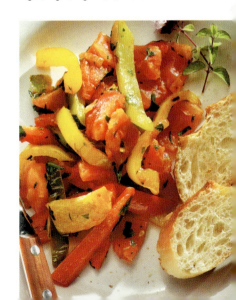

Farfalle-Salat
mit roten Linsen

Für 4 Portionen

100 g rote Linsen
500 ml Fleischbrühe
150 g Farfalle
Salz
1 Zwiebel
100 g Rote Bete
(aus dem Glas)
1 Möhre
100 g Lauch
2 El Zitronensaft
3 El Olivenöl
Pfeffer
1 Tl Pimentpulver
1 Tl Paprikapulver
150 g Rauchfleisch
1 Bund Petersilie

Zubereitungszeit: ca. 30 Minuten
(plus Zeit zum Auskühlen)
Pro Portion ca. 360 kcal/1510 KJ
18 g E, 11 g F, 46 g KH, 4 KE-BE

1 Die Linsen waschen und mit der Brühe in einen ausreichend großen Topf geben. Bei milder Hitze etwa 10 Minuten kochen. Die Nudeln nach Packungsanweisung in ausreichend kochendem Salzwasser bissfest garen.

2 Die Zwiebel schälen und fein hacken. Die Rote Bete in Streifen schneiden. Die Möhre putzen, waschen, schälen und in feine Stifte schneiden. Den Lauch putzen, waschen und in feine Ringe schneiden.

3 Den Zitronensaft mit dem Öl verrühren und mit Salz, Pfeffer, Piment- und Paprikapulver abschmecken. Das Rauchfleisch in feine Streifen schneiden. Die Petersilie waschen, trocknen und hacken.

4 Die Linsen und die Nudeln in ein Sieb geben, abschrecken und abtropfen lassen. Beides vollständig auskühlen lassen. Anschließend mit Möhren, Lauch, Zwiebel und Rauchfleisch vermengen. Den Salat mit der Salatsauce mischen, auf Tellern anrichten und servieren.

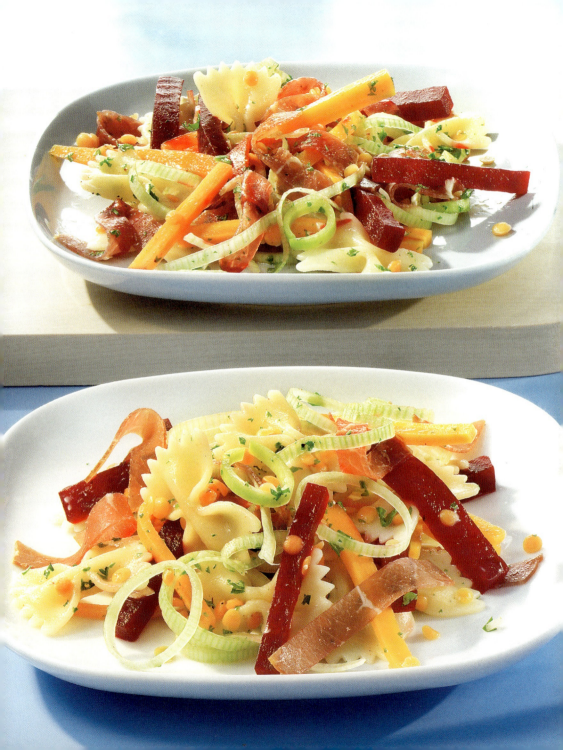

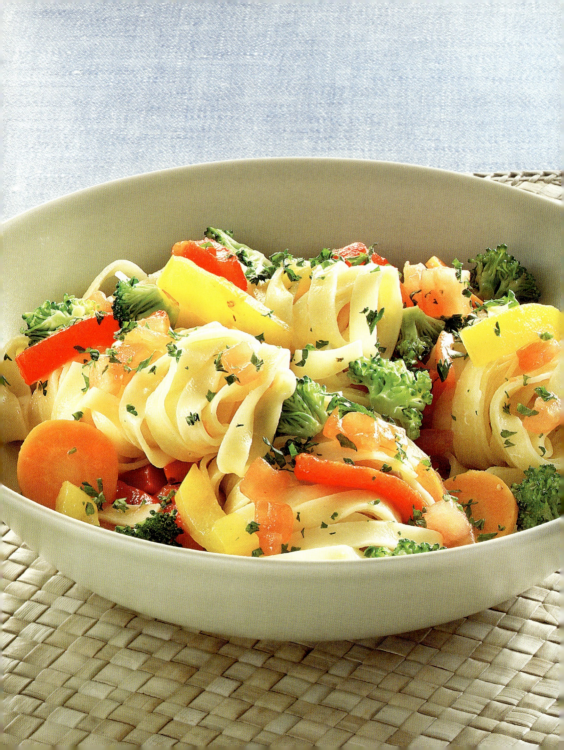

Nudelsalat mit Gemüse

Für 4 Portionen

je 1 rote und gelbe Paprikaschote
150 g Tagliatelle
Salz
150 g Möhren in dünnen Scheiben
300 g Brokkoliröschen
1 Bund glatte Petersilie
1/2 Bund Thymian
1 kleines Bund Zitronenmelisse
2 Zweige Pfefferminze
8 kleine Salbeiblätter
1/2 Bund Basilikum
6 El Olivenöl
200 g gewürfeltes Tomatenfruchtfleisch
Pfeffer
3 El Zitronensaft

Zubereitungszeit: ca. 50 Minuten
Pro Portion ca. 340 kcal/1430 KJ
8 g E, 16 g F, 40 g KH, 4 KE-BE

1. Die Paprikaschoten vierteln, entkernen, waschen und mit der Hautseite nach oben auf ein Backblech legen. Im Backofen auf der mittleren Einschubleiste etwa 7 Minuten grillen, bis die Haut schwarz wird und Blasen wirft. Die Schoten mit einem feuchten Küchentuch bedeckt abkühlen lassen. Häuten und beiseitestellen.

2. Die Bandnudeln in reichlich Salzwasser nach Packungsanweisung bissfest kochen. Möhren und Brokkoli in den letzten 4 Minuten mitkochen. Alles abgießen, abschrecken und etwas abkühlen lassen. Zwischendurch die Nudeln auflockern, damit sie nicht zusammenkleben.

3. Die Kräuterblätter abzupfen und waschen. Petersilie, Thymian und Zitronenmelisse grob hacken, Minze und Salbei fein hacken. Die Basilikumblätter in Stücke zupfen.

4. Paprika und Tomaten in dem Öl erwärmen, mit Salz, Zitronensaft und Pfeffer würzen und mit allen Kräutern unter die Nudeln mischen. Schmeckt warm oder kalt.

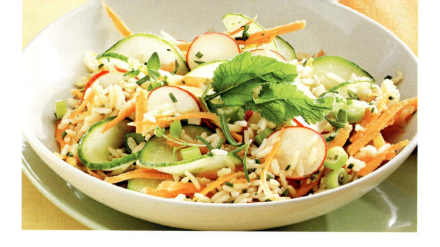

Knackiger Gemüsereis

Für 4 Portionen

250 ml Gemüsefond
120 g Vollkornreis
1 Salatgurke
1 Bund Radieschen
3 Möhren
4 Frühlingszwiebeln
4 El Himbeeressig
Salz
Zitronenpfeffer
4 El Traubenkernöl
30 g 8-Kräuter-Mischung (TK)

Zubereitungszeit: ca. 35 Minuten
Pro Portion ca. 240 kcal/1010 KJ
4 g E, 11 g F, 29 g KH, 2,5 KE-BE

1 Den Gemüsefond zum Kochen bringen. Den Reis dazugeben und bei milder Hitze ca. 20–25 Minuten garen. Die Gurke waschen und in Scheiben hobeln.

2 Die Radieschen putzen, waschen und in dünne Scheiben schneiden. Das Grün der Radieschen zum Garnieren beiseitelegen.

3 Die Möhren schälen und fein raspeln. Die Frühlingszwiebeln putzen, waschen und in Ringe schneiden.

4 Aus Essig, Salz, Pfeffer, Öl und der Kräutermischung eine Marinade rühren. Mit dem Gemüse vermischen.

5 Die Gemüsemischung unter den fertigen Reis heben und das Ganze lauwarm oder kalt mit Radieschengrün garniert servieren.

Bunter Salat mit Rindfleisch

1. Salat waschen, trocken schleudern und die Blätter in Stücke zupfen. Möhren schälen und in mundgerechte Stifte schneiden.

2. Paprika putzen, waschen und in Würfel schneiden. Tomaten waschen und halbieren. Gemüse auf 4 Teller verteilen.

3. Fleisch in Streifen schneiden. Eine beschichtete Pfanne erwärmen und leicht einfetten. Fleischstreifen darin 2–3 Minuten von allen Seiten anbraten, bis das Fleisch noch rosa ist.

4. Pfanne vom Herd nehmen und die Steaks mit Salz und Pfeffer würzen. Basilikum einrühren. Die warmen Fleischstreifen auf das Gemüse legen.

5. Aus den restlichen Zutaten ein Dressing bereiten und zum Salat servieren.

Für 4 Portionen

1 großer Kopfsalat
2 Möhren
1 gelbe Paprikaschote
150 g Cherrytomaten
200 g Steakfleisch
2 El Rapsöl
Salz
Pfeffer
2 El frisch gehacktes Basilikum
75 g fettarmer Naturjoghurt (1,5 % Fett)
50 ml Buttermilch
3 El frisch geriebener Parmesan
3 El fein gehackte Zwiebel
2 El frisch gehackte Petersilie
1 El Weißweinessig
1 zerdrückte Knoblauchzehe

Zubereitungszeit: ca. 35 Minuten
Pro Portion ca. 170 kcal/710 KJ
15 g E, 10 g F, 7 g KH, 0,5 KE-BE

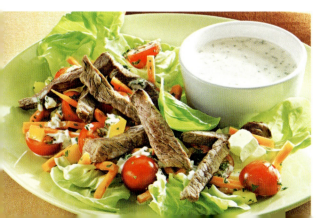

Fürs Büro

Chinesischer Nudelsalat

Für 4 Portionen

20 g Mu-Err-Pilze
100 g Glasnudeln
Salz
200 g grüne Bohnen
1 Bund Frühlingszwiebeln
1 gelbe Paprika
2 Knoblauchzehen
2 El Erdnussöl
3 El Zitronensaft
3 El Gemüsebrühe
einige Tropfen Süßstoff
1 Msp. Sambal Oelek

Zubereitungszeit: ca. 30 Minuten
(plus Zeit zum Einweichen)
Pro Portion ca. 170 kcal/720 KJ
7 g E, 3 g F, 28 g KH, 2,5 KE-BE

1 Die Pilze in einer Schüssel mit lauwarmem Wasser ca. 30 Minuten einweichen. Die Glasnudeln mit kochendem Wasser übergießen und kurz einweichen.

2 Die Bohnen waschen, putzen und in Stücke schneiden. Kurz in kochendem Wasser blanchieren, in kaltem Wasser abschrecken und abtropfen lassen.

3 Die Frühlingszwiebeln putzen, waschen und in feine Ringe schneiden. Die Paprika putzen, waschen, halbieren, entkernen und fein würfeln. Den Knoblauch schälen und fein hacken.

4 Die eingeweichten Nudeln und Pilze gut abtropfen lassen. Die Pilze von den zähen Stielen befreien. Die Nudeln mit einer Küchenschere in kleinere Stücke schneiden.

5 Das Öl in einer Pfanne erhitzen und darin Pilze, Bohnen und Zwiebeln unter Rühren 2 Minuten bei milder Hitze braten. Knoblauch und Paprikastreifen dazugeben und kurz mitbraten. Die Glasnudeln vorsichtig unterheben und das Ganze noch einmal kurz braten. Vom Herd nehmen und abkühlen lassen.

6 Den Zitronensaft mit Gemüsebrühe, Süßstoff und Sambal Oelek verrühren. Das Dressing zum Nudelsalat geben und alles gut vermischen.

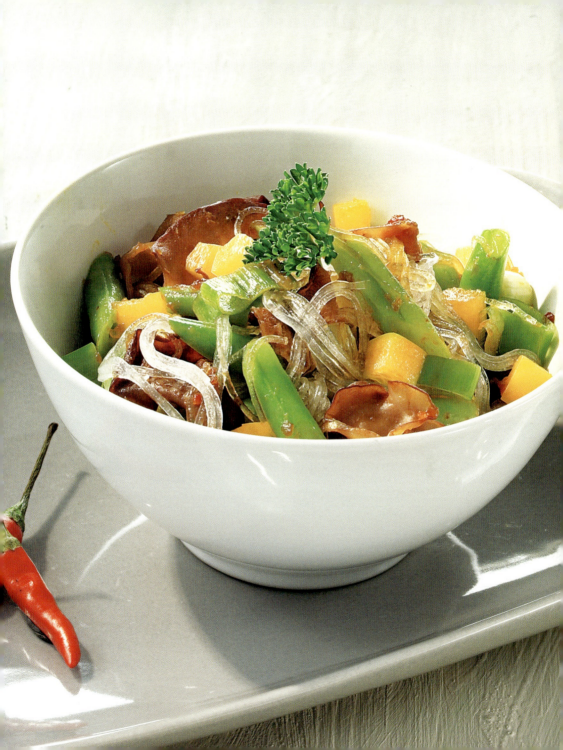

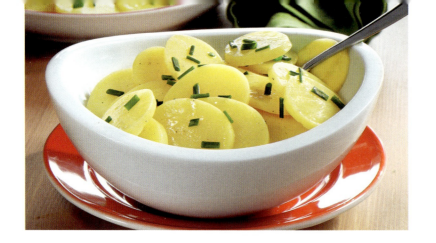

Schwäbischer Kartoffelsalat

Für 4 Portionen

1 kg Salatkartoffeln
Salz
2 Zwiebeln
250 ml Gemüsebrühe
5 El Obstessig
Pfeffer
1 Prise Zucker
5 El Rapsöl
1 Tl Senf
2 El Schnittlauchröllchen

Zubereitungszeit: 20 Minuten
(plus Zeit zum Kochen und Durchziehen)
Pro Portion ca. 260 kcal/1090 KJ
5 g E, 12 g F, 31 g KH, 3 KE-BE

1 Die Kartoffeln waschen und in Salzwasser garen. Anschließend abgießen, abtropfen und etwas abkühlen lassen. Die Zwiebeln schälen und fein hacken.

2 Die Gemüsebrühe erhitzen. Die Kartoffeln schälen und in Scheiben schneiden. In eine Schüssel geben und mit etwas Brühe begießen.

3 Essig, Gewürze, Zucker, Öl, Senf und Zwiebeln miteinander mischen und mit der restlichen Brühe verrühren. Die Salatmarinade über die Kartoffeln geben und gut unterrühren.

4 Den Kartoffelsalat etwa 30 Minuten kühl stellen und durchziehen lassen, dann mit Schnittlauchröllchen bestreut servieren.

Griechischer Kartoffelsalat

1. Die Kartoffeln waschen und in kochendem Salzwasser etwa 25 Minuten bissfest garen. Abgießen und abkühlen lassen. Dann pellen und in Scheiben schneiden.

2. Die Frühlingszwiebeln putzen, waschen und fein hacken. Den Schafskäse in Würfel schneiden.

3. Kartoffeln, Frühlingszwiebeln, Schafskäse, Kapern, Oliven und Kräuter in eine Schüssel geben und alles gut vermischen.

4. Für das Dressing Olivenöl mit Zitronensaft vermischen. Joghurt, Dill und Senf zufügen und alles zu einer dicken Creme verrühren.

5. Die Salatcreme mit Salz und Pfeffer abschmecken und über den Kartoffelsalat geben. Alles gründlich mischen, bis die Kartoffeln mit der Salatsauce überzogen sind.

Für 4 Portionen

800 g Kartoffeln
1 Bund Frühlingszwiebeln
150 g Schafskäse
1 El Kapern
80 g schwarze entsteinte Oliven
3 El frisch gehackter Schnittlauch
2 El frisch gehackte Minze
80 ml Olivenöl
Saft von 1 Zitrone
3 El Joghurt (1,5 % Fett)
3 El frisch gehackter Dill
1 Tl Senf
Salz
schwarzer Pfeffer

Zubereitungszeit: ca. 45 Minuten
Pro Portion ca. 500 kcal/2100 KJ
11 g E, 35 g F, 32 g KH, 3 KE-BE

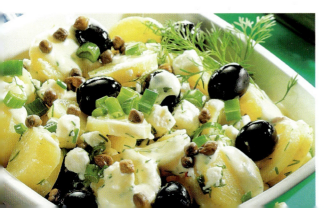

Fürs Büro

Fruchtiger Salat
mit Schweinebraten

Für 4 Portionen

2 Äpfel (Braeburn oder Pink Lady)
4 Möhren
2 Papayas
3 El Zitronensaft
1 Bund Frühlingszwiebeln
2 Chicorée
300 g Schweinebraten-Aufschnitt am Stück
6 El Multivitaminsaft
100 ml Dickmilch (1,5 % Fett)
1/2 Bund frisch gehackte Petersilie
Salz
Pfeffer
8 Tacoschalen (FP)

Zubereitungszeit: ca. 20 Minuten
Pro Portion ca. 370 kcal/1550 KJ
26 g E, 15 g F, 32 g KH, 3 KE-BE

1. Die Äpfel schälen, halbieren, vom Kerngehäuse befreien und raspeln. Die Möhren schälen und ebenfalls raspeln.

2. Die Papayas schälen, halbieren, Kerne mit einem Löffel herauskratzen. Das Fruchtfleisch würfeln. Mit den Äpfeln und Möhren in einer Schüssel vermengen. Alles mit Zitronensaft beträufeln. Zwiebeln waschen, trocknen und in Ringe schneiden.

3. Chicorée waschen und die äußeren Blätter ablösen. Dann halbieren und den bitteren Strunk keilförmig herausschneiden. Die Blätter in schmale Streifen schneiden.

4. Den Braten in Streifen schneiden, mit den anderen Zutaten in die Schüssel geben und vermengen. Den Multivitaminsaft mit der Dickmilch, der Petersilie, Salz und Pfeffer mischen.

5. Dressing über den Salat geben, gut untermischen und den Salat einige Stunden im Kühlschrank durchziehen lassen.

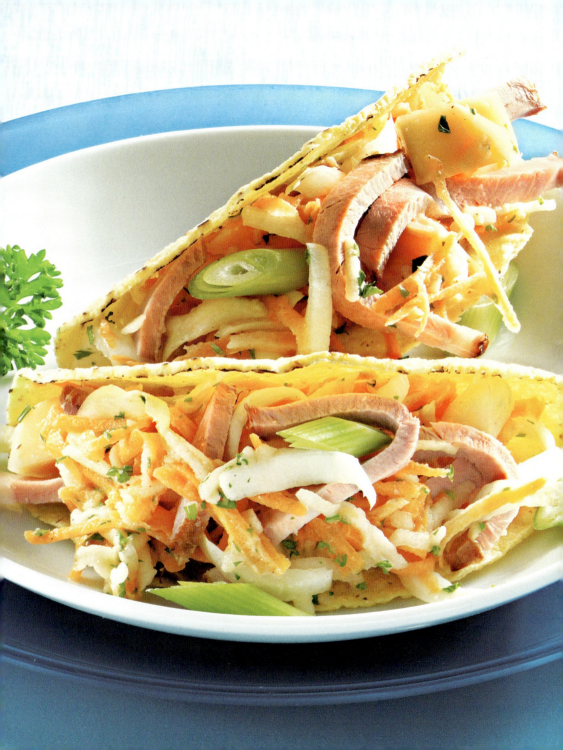

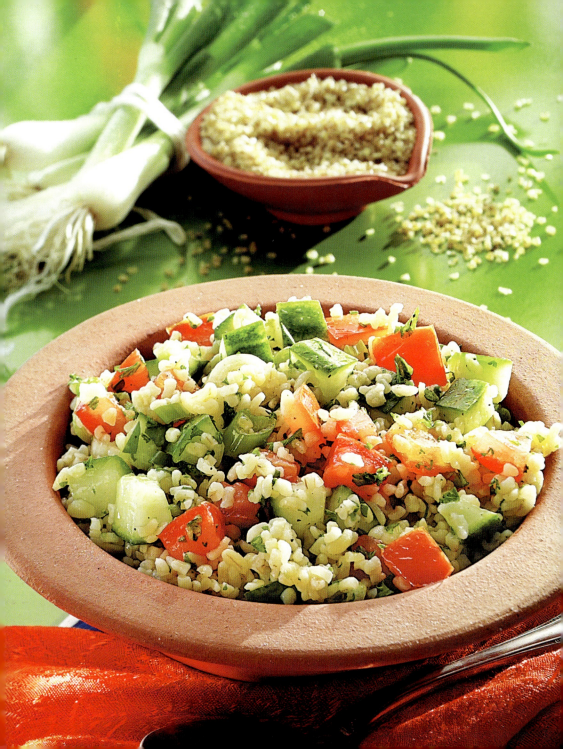

Tabbouleh

Für 4 Portionen

200 g Bulgur
1 Bund glatte Petersilie
4 Zweige frische Minze
1/2 Schlangengurke
4 Frühlingszwiebeln
2 Fleischtomaten
Saft von 2 Zitronen
4 El Olivenöl
Salz
schwarzer Pfeffer

Zubereitungszeit: ca. 20 Minuten
(plus Zeit zum Ziehen)
Pro Portion ca. 320 kcal/1340 KJ
7 g E, 11 g F, 46 g KH, 4 KE-BE

1 Den Bulgur in 1/2 l Wasser etwa 10 Minuten kochen, dann vom Herd nehmen und weitere 20 Minuten quellen lassen.

2 Inzwischen Petersilie und Minze waschen, trocken schütteln und hacken.

3 Die Gurke schälen und in feine Würfel schneiden. Die Frühlingszwiebeln putzen, waschen und fein hacken.

4 Die Tomaten waschen und von den Stielansätzen befreien, dann das Fruchtfleisch ebenfalls würfeln.

5 Den Bulgur mit einer Gabel auflockern. Mit dem Gemüse und den Kräutern in einer Schüssel vermischen.

6 Zitronensaft und Öl mit Salz und Pfeffer mischen und den Gemüsesalat damit überziehen. Mindestens 1 Stunde durchziehen lassen, dann nochmals gut durchrühren und servieren.

Fürs Büro

Orientalischer Lammsalat

Für 4 Portionen

Salz
200 g türkische Reisnudeln
250 g Lammlachse
2 Möhren
1 El Sonnenblumenöl
schwarzer Pfeffer
1 Tl Paprikapulver
1 rote Chilischote
50 g Rucola
3 Knoblauchzehen
1 Bund glatte Petersilie
3 El Limettensaft
1 El Sesampaste (Tahin)
2 El Olivenöl
1 Limette zum Garnieren

Zubereitungszeit: ca. 35 Minuten
Pro Portion ca. 370 kcal/1550 KJ
21 g E, 13 g F, 41 g KH, 4 KE-BE

1 Die Reisnudeln nach Packungsanweisung bissfest garen. In einem Sieb mit kaltem Wasser abschrecken und abtropfen lassen.

2 In der Zwischenzeit das Fleisch in kleine Würfel schneiden. Die Möhren schälen und fein raspeln.

3 Das Sonnenblumenöl in einer Pfanne erhitzen und das Fleisch darin unter Rühren kräftig anbraten. Die Möhrenraspel hinzufügen und kurz mitbraten. Alles in eine Schüssel geben und mit Salz, Pfeffer und Paprikapulver würzen.

4 Die Chilischote waschen, halbieren, entkernen und die Trennwände entfernen. Die Schote in feine Ringe schneiden. Den Rucola putzen, waschen, trocknen und in mundgerechte Stücke zupfen. Knoblauch schälen und durch die Presse drücken. Petersilie waschen, trocknen und fein hacken.

5 Für das Dressing den Limettensaft mit Tahin, Knoblauch und Olivenöl sorgfältig verrühren. Das Lammfleisch, die Nudeln und die übrigen vorbereiteten Zutaten dazugeben und vermengen. Falls nötig mit Salz abschmecken.

6 Limette heiß abwaschen, trocknen und in Schnitze teilen. Den Salat mit den Limettenschnitzen garniert servieren.

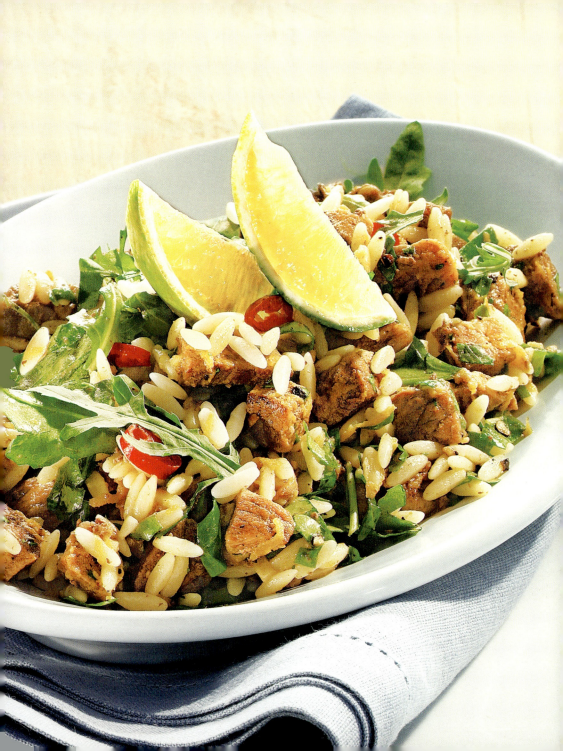

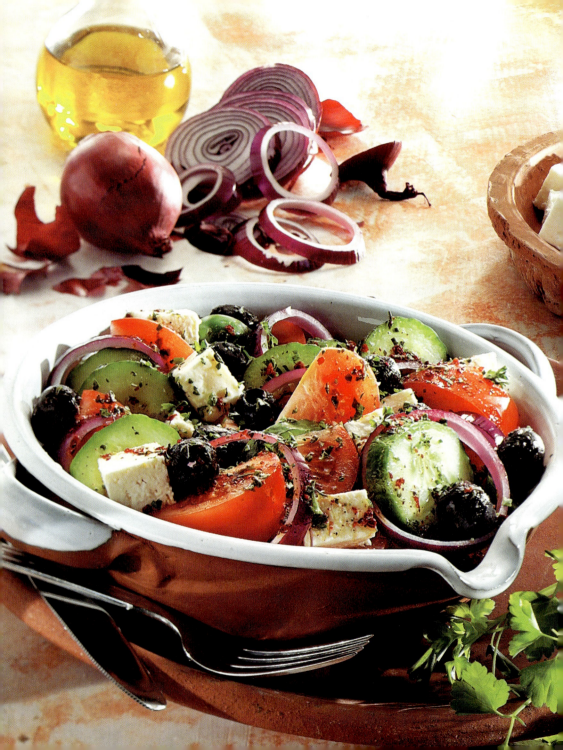

Anatolischer Bauernsalat

Für 4 Portionen

400 g Tomaten
1 Salatgurke
250 g rote Zwiebeln
300 g grüne Paprikaschoten
50 g schwarze Oliven
4 El Olivenöl
3 El Weinessig
Salz
Pfeffer
200 g Schafskäse
1/2 Tl getrockneter Oregano
1 Bund Petersilie
1 El getrocknete rote Paprikaflocken

Zubereitungszeit: ca. 20 Minuten
Pro Portion: ca. 310 kcal/1300 KJ
12 g E, 25 g F, 10 g KH, 1 KE-BE

1. Tomaten waschen, von den Stielansätzen befreien und in Achtel schneiden. Die Gurke waschen, schälen und in Scheiben schneiden.

2. Die Zwiebeln schälen und in Ringe schneiden. Die Paprikaschoten putzen, waschen, entkernen und in Streifen schneiden.

3. Tomaten, Gurke, Zwiebeln, Paprika und Oliven in eine Schüssel geben.

4. Aus Olivenöl, Essig, Salz und Pfeffer ein Dressing bereiten und über den Salat geben. Alles gut mischen.

5. Den Schafskäse in Würfel schneiden. Über den Salat geben und mit Oregano würzen.

6. Petersilie waschen, trocken schütteln und hacken. Den Salat mit Petersilie und Paprikaflocken bestreut servieren.

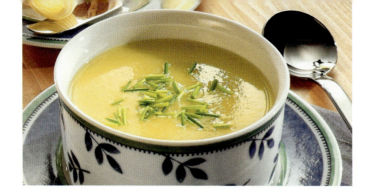

Kalte Kartoffelsuppe

Für 6 Portionen

500 g Kartoffeln
10 g Butter
500 g Lauch (nur das Weiße)
1 l Geflügelfond
150 g Joghurt (1,5 % Fett)
200 g Sojacreme
250 ml Milch (1,5 % Fett)
Salz
Pfeffer
frisch geriebene Muskatnuss
1 Bund Schnittlauch in Röllchen geschnitten

Zubereitungszeit: ca. 20 Minuten
(plus Koch- und Kühlzeit)
Pro Portion ca. 180 kcal/770 KJ
7 g E, 9 g F, 19 g KH, 1,5 KE-BE

1 Die Kartoffeln schälen, in kleine Würfel schneiden und in der Butter unter Rühren andünsten. Die Kartoffeln dürfen dabei aber nicht braun werden.

2 Den Lauch putzen, sorgfältig waschen und das Weiße in Ringe schneiden. Die Lauchringe unter Rühren etwa 5 Minuten mitdünsten. Den Geflügelfond hinzugießen, aufkochen und zugedeckt etwa 30 Minuten garen lassen.

3 Alles durch ein feines Sieb streichen oder im Mixer fein pürieren. Die Suppe noch einmal aufkochen. Mit dem Schneebesen Joghurt, Sojacreme und Milch unterrühren und alles mit Salz, Pfeffer und Muskatnuss abschmecken. Die Suppe im Kühlschrank gut durchkühlen lassen. Mit Schnittlauchröllchen bestreut servieren.

Gazpacho aus Spanien

1. Die Salatgurke schälen, halbieren und die Kerne mit einem Löffel entfernen. Die Paprikaschoten putzen und grob zerkleinern.

2. Möhren schälen und klein schneiden. Staudensellerie putzen, waschen und klein schneiden. Frühlingszwiebeln putzen und grob zerschneiden.

3. Alle Zutaten außer den Gewürzen in einen Mixer geben und nicht zu fein pürieren. Anschließend das Gazpacho mit den Gewürzen pikant abschmecken.

Für 4 Portionen

1 Salatgurke
2 grüne Paprikaschoten
2 Möhren
3 Stangen Staudensellerie
4 Frühlingszwiebeln
300 ml Tomatensaft
2 El Olivenöl
Salz
Pfeffer
Tabasco nach Geschmack

Zubereitungszeit: ca. 25 Minuten
Pro Portion ca. 90 kcal/380 KJ
3 g E, 6 g F, 7 g KH, 0,5 KE-BE

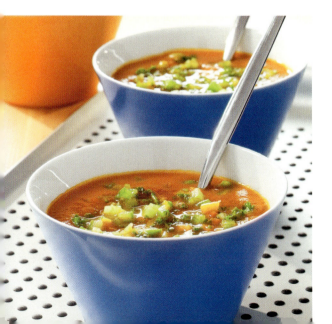

Fürs Büro

Couscous mit Tofu

Für 4 Portionen

300 ml Gemüsebrühe
200 g Couscous
400 g Tofu
4 Frühlingszwiebeln
2 Knoblauchzehen
3 große Tomaten
2 El Olivenöl
1/2 Bund gehackte Petersilie
Saft von 3 Zitronen
1 Prise Pfeffer
100 g zerkrümelter Feta

Zubereitungszeit: ca. 30 Minuten
Pro Portion ca. 420 kcal/1800 KJ
21 g E, 16 g F, 48 g KH, 4 KE-BE

TIPP: Tofu ist ein aus Sojabohnen hergestelltes, quarkähnliches, eiweißreiches Erzeugnis. Da der Geschmack relativ neutral ist, kann Tofu sowohl für pikante als auch für süße Gerichte verwendet werden.

1 Die Gemüsebrühe in einem Topf erhitzen. Den Couscous einrühren und nach Packungsangaben quellen lassen.

2 Den Tofu in etwa 2 cm große Würfel schneiden. Die Frühlingszwiebeln putzen, waschen und in Ringe schneiden. Den Knoblauch schälen und durch die Presse drücken, die Tomaten waschen, abtrocknen, vom Stielansatz befreien und grob hacken.

3 1 El Olivenöl in einer Pfanne erhitzen. Tofu, Frühlingszwiebeln und Knoblauch darin 8–10 Minuten unter häufigem Wenden braten, bis der Tofu goldbraun ist.

4 In einer großen Schüssel die Tofu-Mischung mit Tomaten und Petersilie mischen und mit dem restlichen Olivenöl, dem Zitronensaft und etwas Pfeffer abschmecken. Couscous mit dem Tofu-Gemüse anrichten und mit zerkrümeltem Feta bestreuen.

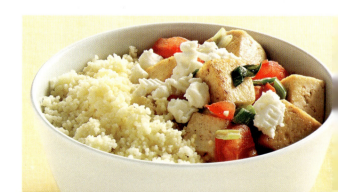

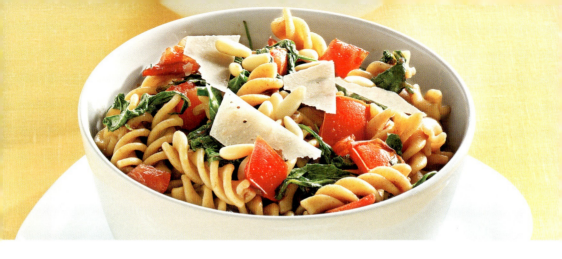

Vollkornnudeln mit Rucola

1. Die Nudeln nach Packungsanweisung garen, abgießen und abtropfen lassen. In den Topf zurückgeben.

2. Den Knoblauch schälen und durch die Presse drücken. Den Rucola verlesen, waschen und trocken schleudern, anschließend in mundgerechte Stücke zupfen. Die Tomaten waschen, vom Stielansatz befreien und würfeln.

3. Das Olivenöl in einer Pfanne erhitzen und den Knoblauch darin andünsten. Brühe und Essig zugeben und alles einmal aufkochen lassen. Mit Salz und Pfeffer würzen. Die Pfanne vom Herd nehmen und Nudeln, Rucola und Tomatenwürfel hineingeben.

4. Alles gut vermischen und mit Parmesanspänen und Pinienkernen bestreut servieren.

Für 4 Portionen

200 g Vollkornnudeln (Spiralen)
2 Knoblauchzehen
200 g Rucola
2 mittelgroße Tomaten
2 El Olivenöl
60 ml Gemüsebrühe
3 El Aceto balsamico
1 Tl Salz
1 Prise Pfeffer
40 g geriebener Parmesan
30 g Pinienkerne

Zubereitungszeit: ca. 20 Minuten (plus Garzeit)
Pro Portion ca. 310 kcal/1320 KJ
13 g E, 14 g F, 32 g KH, 3 KE-BE

Tomatenreis mit Koriander

Für 4 Portionen

1 Gemüsezwiebel
2 Knoblauchzehen
2 große Tomaten
2 El Olivenöl
200 g Naturreis
500 ml Gemüsebrühe
2 El frisch gehackter Koriander
Salz
Pfeffer

Zubereitungszeit 15 Minuten (plus Gar- und Schmorzeit)
Pro Portion ca. 240 kcal/1010 KJ
5 g E, 6 g F, 41 g KH, 4 KE-BE

1 Die Zwiebel und Knoblauchzehen schälen und fein hacken. Die Tomaten mit kochendem Wasser überbrühen, von Stielansatz, Häuten und Kernen befreien und fein hacken.

2 Das Olivenöl in einem Topf erhitzen und Zwiebel mit Knoblauch darin glasig dünsten. Die Tomatenwürfel hinzufügen und etwa 3 Minuten unter Rühren mitschmoren.

3 Reis und Brühe in die Pfanne geben und alles gut vermischen. Aufkochen und den Reis bei geringer Temperatur etwa 20 Minuten weich garen. Mit Salz und Pfeffer würzen, Koriander unterheben. Den Tomatenreis heiß servieren.

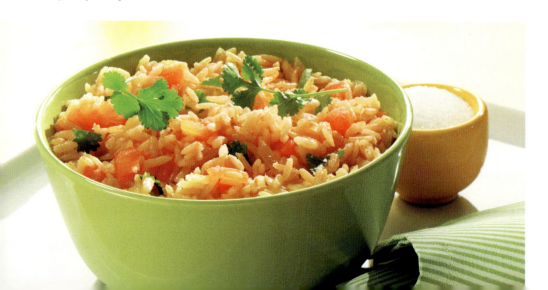

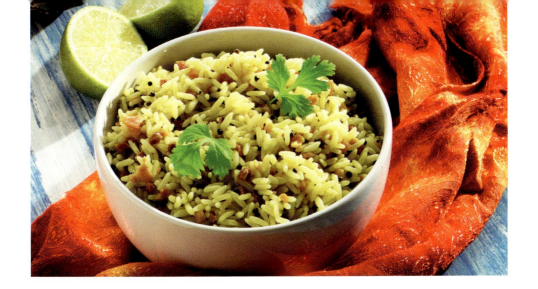

Zitronenreis mit Mandeln

1 Den Reis unter fließendem Wasser gründlich waschen. In einem Sieb abtropfen lassen. 2 l Wasser mit dem Salz zum Kochen bringen. Den Reis darin etwa 12–15 Minuten garen. Er sollte bissfest sein. Den Reis abgießen, abschrecken und abtropfen lassen.

2 Das Öl in einer Pfanne erhitzen und Senfkörner, Kurkuma, Mandeln und Nüsse darin kurz rösten. Den Reis zugeben und mitbraten.

3 Nach etwa 5 Minuten den Reis vom Herd nehmen. Den Zitronensaft unterrühren und mit den Korianderblättchen bestreuen.

Für 4 Portionen

200 g Langkornreis
1/2 Tl Salz
2 El Sesamöl
1 Tl schwarze Senfkörner
1 Tl Kurkuma
4 El gehackte Mandeln
2 El gehackte Erdnüsse
Saft von 1 Zitrone
2 El frisch gehackter Koriander

Zubereitungszeit: 20 Minuten
(plus Gar- und Bratzeit)
Pro Portion ca. 320 kcal/1340 KJ
6 g E, 13 g F, 43 g KH, 4 KE-BE

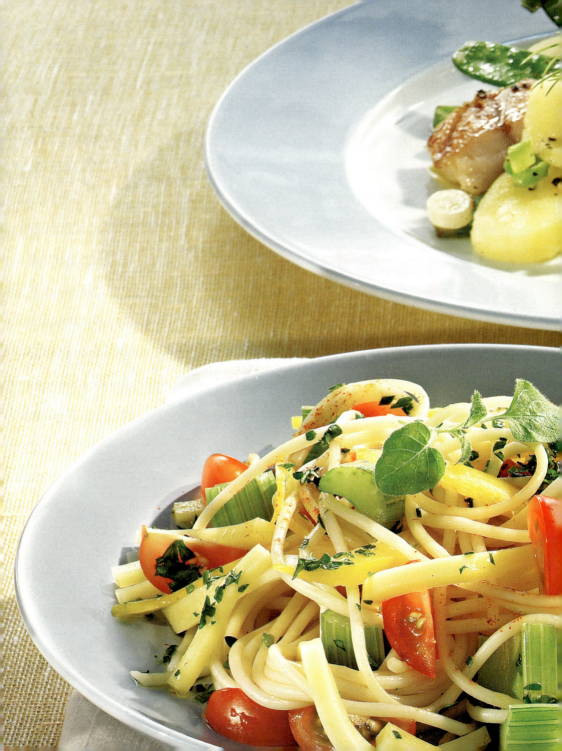

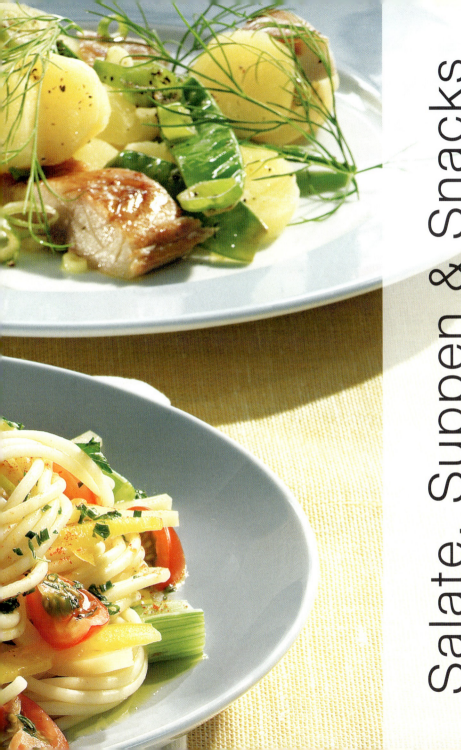

Salate, Suppen & Snacks

Lauwarmer Spargelsalat

Für 4 Portionen

1 kg Spargel
Salz
10 g Butter
1 Prise Zucker
2 El Sherry- oder Rotweinessig
2 El Walnussöl
2 El Sonnenblumenöl
Pfeffer
1/2 Bund frisch geschnittene Schnittlauchröllchen
150 g Emmentaler

Zubereitungszeit: ca. 15 Minuten (plus Garzeit)
Pro Portion ca. 270 kcal/1130 KJ
14 g E, 22 g F, 4 g KH, 0,5 KE-BE

1 Den Spargel waschen, schälen und in einem großen Topf mit viel Salzwasser unter Zugabe von Butter und Zucker in etwa 18 Minuten bissfest garen.

2 Für die Salatsauce den Essig mit den beiden Ölen, Salz, Pfeffer und Schnittlauch mischen.

3 Den Spargel aus dem Topf nehmen und abtropfen lassen. Die Stangen halbieren.

4 Die halbierten Spargelstangen auf 4 Tellern anrichten und mit der Sauce beträufeln. Den Käse in feine Streifen schneiden und darüber verteilen.

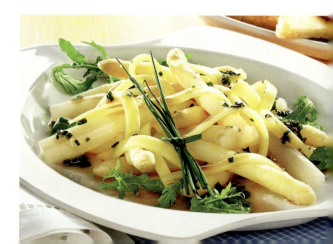

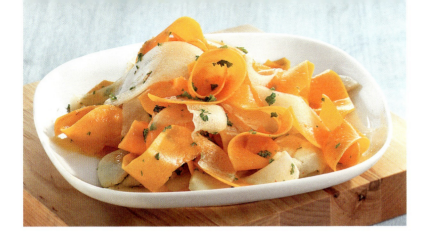

Kürbissalat mit Birne

1. Den Kürbis schälen, von Kernen und Innenfasern befreien, in Stücke schneiden und dann in Scheiben hobeln.

2. Die Birne waschen, schälen, das Kerngehäuse entfernen und das Birnenfruchtfleisch in kleine Stücke schneiden. Die Zwiebel schälen und sehr fein würfeln.

3. Gemüse und Obst in eine Schüssel geben. Aus den Saucenzutaten ein Dressing bereiten und darübergießen. Den Salat ca. 30 Minuten ziehen lassen. Mit Petersilie bestreut servieren.

Für 4 Portionen

1 Muskatkürbis (ca. 500 g)
1 Birne
1 Zwiebel
2–3 El Apfelessig
3 El Sonnenblumenöl
1/2 Tl Zucker
Salz
Pfeffer
1 Prise Paprikapulver
1 El frisch gehackte Petersilie

Zubereitungszeit: ca. 20 Minuten
(plus Ruhezeit)
Pro Portion ca. 130 kcal/550 KJ
2 g E, 8 g F, 12 g KH, 1 KE-BE

Salate, Suppen & Snacks

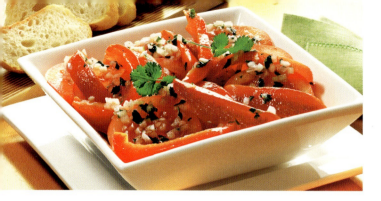

Gegriller Tomatensalat

Für 4 Portionen

500 g feste Tomaten
2 rote Paprikaschoten
1 rote Zwiebel
1 Knoblauchzehe
4 El Olivenöl
2 El milder Rotweinessig
Salz
Pfeffer
1 El frisch gehackter Koriander

Zubereitungszeit: ca. 20 Minuten
(plus Zeit zum Grillen und Durchziehen)
Pro Portion ca. 150 kcal/630 KJ
2 g E, 11 g F, 9 g KH, 1 KE-BE

1 Tomaten und Paprikaschoten waschen, von den Stielansätzen befreien und gut trocken tupfen. Das Gemüse im Ofen unter den heißen Grill legen und grillen, bis die Haut schwarz wird und Blasen wirft. Gemüse leicht abkühlen lassen und dann die Haut abziehen.

2 Die Tomaten in Scheiben schneiden, die Paprikaschoten von Kernen und weißen Innenhäuten befreien und in dünne Streifen schneiden.

3 Die Zwiebel schälen und würfeln. Die Knoblauchzehe schälen und fein hacken. Mit Öl, Essig, Salz und Pfeffer in einer Schüssel mischen. Das Gemüse hinzufügen und gut durchmischen. Koriander unterheben.

4 Den Salat mindestens 60 Minuten durchziehen lassen. Dazu passt Baguette.

Salate, Suppen & Snacks

Frischer Frühlingssalat

1 Die Tomaten waschen, vom Stielansatz befreien und in Scheiben schneiden. Die Paprikaschoten putzen, waschen, entkernen und in Streifen schneiden. Die Möhren schälen und reiben.

2 Die Gemüsezwiebel schälen und in dünne Ringe schneiden. Das Ei hart kochen, pellen und in Scheiben schneiden. Petersilie waschen, trocknen und hacken. Radieschen waschen, trocknen und in Scheiben schneiden. Den Kopfsalat waschen, trocken schleudern und die Blätter zerpflücken.

3 Das Gemüse in eine Salatschüssel geben. Aus den restlichen Zutaten eine Salatsauce rühren, darübergießen und unterrühren. Mit Eischeiben belegen und mit Petersilie bestreuen.

Für 4 Portionen

2 große feste Tomaten
2 grüne Paprikaschoten
3 Möhren
1 Gemüsezwiebel
1 Ei
1 Bund Petersilie
5 Radieschen
1 Kopfsalat
1 El frisch gehackter Dill
5 El Öl
5 El Essig
Salz
Pfeffer

Zubereitungszeit: ca. 20 Minuten
Pro Portion ca. 200 kcal/840 KJ
6 g E, 14 g F, 11 g KH, 1 KE-BE

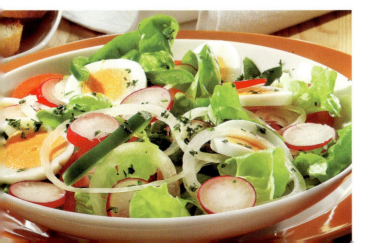

Feldsalat
mit Melone und Hähnchenbrust

Für 4 Portionen

4 Hähnchenbrustfilets
Salz
Pfeffer
edelsüßes Paprikapulver
4 El Rapsöl
1/2 kleine Cantaloupe-Melone
1/2 kleine Honigmelone
4 Frühlingszwiebeln
2 Tomaten
250 g Feldsalat
2 El Weißweinessig

Zubereitungszeit: ca. 20 Minuten
(plus Bratzeit)
Pro Portion ca. 300 kcal/1260 KJ
38 g E, 12 g F, 10 g KH, 1 KE-BE

1. Die Hähnchenbrustfilets waschen, trocknen und mit Salz, Pfeffer und Paprikapulver einreiben. In einer beschichteten Pfanne 1 Tl Öl erhitzen und die Hähnchenbrustfilets darin von beiden Seiten ca. 5 Minuten gut durchbraten. Aus der Pfanne nehmen und auf einem Teller abkühlen lassen.

2. Die Cantaloupe-Melone entkernen und mit dem Kugelausstecher das Fruchtfleisch herauslösen. Den Melonensaft dabei auffangen. Die Honigmelone halbieren, entkernen und das Fruchtfleisch ebenfalls mit dem Kugelausstecher herauslösen.

3. Die Frühlingszwiebeln putzen, waschen, trocknen und in Ringe schneiden. Die Tomaten waschen, trocknen, vom Stielansatz befreien und achteln. Den Feldsalat gründlich putzen, waschen und trocken schleudern.

4. Die Hähnchenfilets schräg in dünne Scheiben schneiden. Aus Melonensaft, Öl und Essig ein Dressing bereiten und mit Salz und Pfeffer abschmecken. Den Salat auf Tellern anrichten und das Dressing darübergeben.

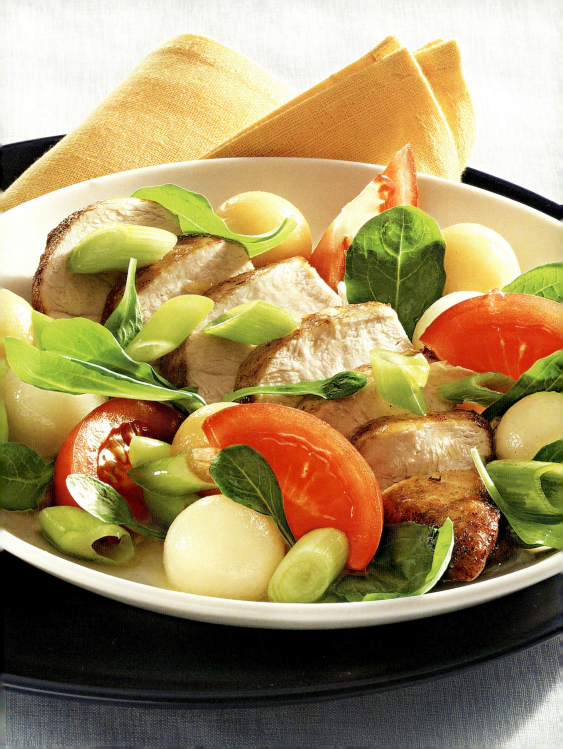

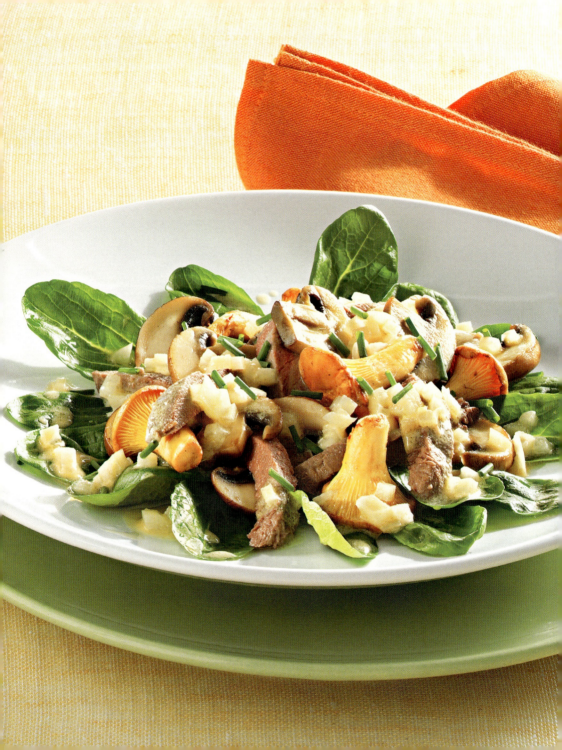

Feiner Wildsalat

Für 4 Portionen

200 ml Wildbrühe
160 g küchenfertiges Hasenrückenfilet
200 g Feldsalat
100 g Pfifferlinge
150 g braune Champignons
1 Zwiebel
1 El Rapsöl
Salz
Pfeffer
2 El Himbeeressig
60 g saure Sahne
1/2 Tl Senf
1/2 Bund Schnittlauch

Zubereitungszeit: ca. 30 Minuten
Pro Portion ca. 110 kcal/450 KJ
12 g E, 6 g F, 2 g KH, 0 KE-BE

1 Die Wildbrühe aufkochen. Das Hasenrückenfilet hineingeben und bei mittlerer Hitze ca. 10 Minuten gar ziehen lassen. Anschließend aus der Brühe nehmen und abkühlen lassen.

2 Den Salat putzen, waschen und trocken schleudern. Die Pilze putzen und die Champignons in Scheiben schneiden. Die Zwiebel schälen und fein würfeln.

3 Das Öl erhitzen und die Zwiebelwürfel darin glasig anschwitzen. Die Pilze dazugeben, mitbraten und mit Salz und Pfeffer würzen. 1 El Essig und 5 El von der Wildbrühe dazugeben. Vom Herd nehmen und abkühlen lassen.

4 Das Fleisch in dünne Streifen schneiden und unter die Pilze mischen. Den Salat auf Teller verteilen und die Fleisch-Pilz-Mischung darübergeben.

5 Die Sahne mit dem Senf, dem restlichen Essig, Salz und Pfeffer verrühren und über den Salat geben. Den Schnittlauch waschen, trocken schütteln, in Röllchen schneiden und über den Salat streuen.

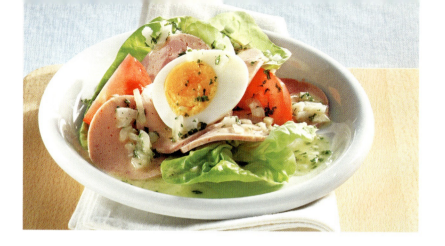

Saarländischer Wurstsalat

Für 4 Portionen

2 Eier
300 g grobe Lyoner Fleischwurst
4 Blätter Kopfsalat
2 Tomaten
1 Zwiebel
3 El Weißweinessig
3 El Walnussöl
1 Tl Senf
Salz
Pfeffer
2 El frisch gehackte Petersilie

Zubereitungszeit: ca. 25 Minuten
Pro Portion ca. 410 kcal/1720 KJ
8 g E, 41 g F, 3 g KH, 0 KE-BE

1 Die Eier 10 Minuten hart kochen. Aus dem Topf nehmen, abschrecken und abkühlen lassen. Die Lyoner in Scheiben schneiden. Die Salatblätter waschen und trocken schütteln.

2 Die Tomaten waschen, von den Stielansätzen befreien und vierteln. Die Zwiebel schälen und hacken. Aus Essig, Öl, Senf, Salz und Pfeffer ein Dressing bereiten.

3 Die Salatblätter auf Teller verteilen. Die Eier pellen und halbieren, auf jeden Teller 1/2 Ei legen. Dann die Tomatenviertel, gehackte Zwiebel und die Wurstscheiben darauf verteilen.

4 Den Wurstsalat mit Dressing überziehen und mit Petersilie bestreuen.

Melone mit Hering

1. Die Melone halbieren, schälen, mit einem Löffel die Kerne entfernen und das Fruchtfleisch in Stücke schneiden.

2. Die Heringsfilets waschen, trocknen und in mundgerechte Stücke schneiden. Den Salat waschen, trocken schleudern und in kleine Stücke zupfen. Melone, Hering und Salat auf Teller anrichten.

3. Aus Joghurt, Rapsöl, Zitronensaft und den Gewürzen eine Salatsauce bereiten, über den Salat geben und mit Dill garniert servieren.

TIPP: Bereiten Sie diesen Salat statt mit Hering mit gekochten Shrimps zu und verfeinern Sie ihn mit frisch geriebenem Ingwer.

Für 4 Portionen

1 Netzmelone (ca. 500 g)
4 Heringsfilets
100 g Romanasalat
150 g Joghurt (1,5 % Fett)
1 El Rapsöl
Saft von 1 Zitrone
Salz
Paprika
frisch gemahlener Pfeffer
Dill zum Garnieren

Zubereitungszeit: ca. 15 Minuten
Pro Portion ca. 170 kcal/690 KJ
17 g E, 5 g F, 12 g KH, 1 KE-BE

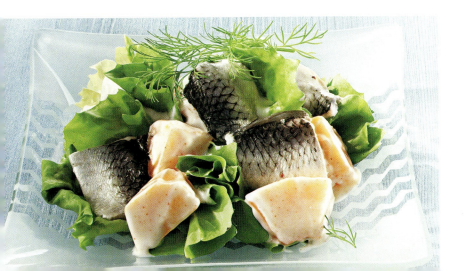

Klassischer Heringsstipp

Für 4 Portionen

5 Salzheringe
400 ml Milch (1,5 % Fett)
50 g Mayonnaise
150 g Joghurt (1,5 % Fett)
1 Gemüsezwiebel
2 Gewürzgurken
2 säuerliche Äpfel
Salz
Pfeffer
etwas Süßstoff
1 El Preiselbeerkompott
4 Zweige Dill

Zubereitungszeit: ca. 25 Minuten
(plus Zeit zum Wässern und Ziehen)
Pro Portion ca. 300 kcal/1240 KJ
23 g E, 17 g F, 12 g KH, 1 KE-BE

1 Die Salzheringe ca. 2 Stunden kalt wässern. Anschließend abspülen, trocken tupfen, häuten und entgräten. Die Filets auslösen und für 2 Stunden in Milch einlegen.

2 Die Mayonnaise mit dem Joghurt glatt rühren. Die Zwiebel schälen, fein reiben und unter die Joghurt-Mayonnaise-Sauce rühren. Die Gurken fein würfeln und ebenfalls unterrühren. Die Äpfel waschen, das Kerngehäuse entfernen, Äpfel klein würfeln und unterheben. Mit Salz, Pfeffer und Süßstoff pikant abschmecken.

3 Die Heringe abtropfen lassen und mit Küchenkrepp gut trocken tupfen. Anschließend klein schneiden, mit dem Kompott zur Joghurt-Mayonnaise-Mischung geben und untermischen.

4 Den Heringsstipp vor dem Servieren mindestens 12 Stunden ziehen lassen. Mit Dill garniert servieren.

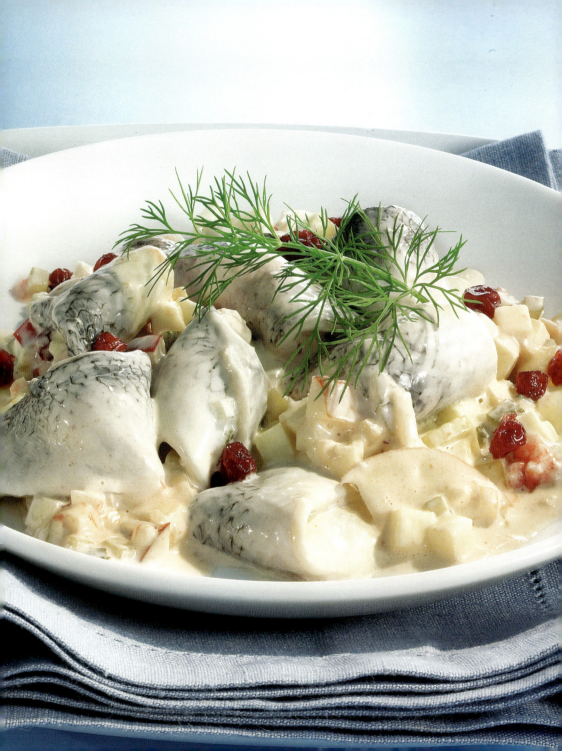

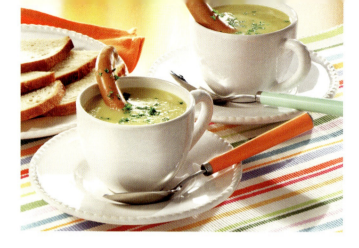

Kartoffelsuppe

Für 4 Portionen

1 Bund Suppengemüse
1 Zwiebel
750 g Kartoffeln
3 Pimentkörner
1 l Gemüsebrühe
Salz
100 ml saure Sahne
1 Tl Senf
Zucker
Pfeffer
3 El frisch gehackte Petersilie

Zubereitungszeit: ca. 20 Minuten (plus Garzeit)
Pro Portion ca. 160 kcal/670 KJ
5 g E, 3 g F, 27 g KH, 2,5 KE-BE

1 Das Suppengemüse putzen, nach Bedarf schälen und klein schneiden. Die Zwiebel schälen und hacken. Die Kartoffeln waschen und schälen.

2 Das Gemüse mit Zwiebel, Kartoffeln, Pimentkörnern und Brühe in einen Topf geben, salzen und etwa 25–30 Minuten garen. Anschließend die Suppe pürieren.

3 Die saure Sahne in die Suppe rühren und mit Senf, Zucker und Pfeffer abschmecken. Mit Petersilie bestreut servieren.

TIPP: Dazu schmecken Wiener Würstchen. Versuchen Sie auch mal Geflügelwürstchen, so sparen Sie pro Würstchen bis zu 10 g Fett.

Linsensuppe
mit Backpflaumen

1 Die Linsen gut waschen und über Nacht in reichlich Wasser einweichen. Die Backpflaumen ebenfalls über Nacht einweichen. Am nächsten Tag die Linsen mit dem Einweichwasser in einen Topf geben und mit etwas Salz zum Kochen bringen. Die Linsen etwa 45 Minuten garen.

2 Das Gemüse putzen, Möhren, Sellerie und Zwiebel schälen, Lauch gut waschen, alles klein schneiden und zu den Linsen geben. Die letzten 30 Minuten Garzeit mitköcheln.

3 Die Backpflaumen entsteinen, klein schneiden, in die Suppe geben und weitere 20 Minuten garen. Die Fleischwurst würfeln und in der Suppe erwärmen. Die Suppe mit Salz und Essig abschmecken.

Für 4 Portionen

200 g getrocknete Linsen
100 g Backpflaumen
Salz
2 Möhren
100 g Knollensellerie
1 Zwiebel
1 Stange Lauch
250 g Fleischwurst
Essig

Zubereitungszeit: 30 Minuten
(plus Einweich- und Garzeit)
Pro Portion ca. 480 kcal/2020 KJ
17 g E, 26 g F, 43 g KH, 4 KE-BE

TIPP: Sie können auch Linsen aus der Dose verwenden. Dann reicht eine Dose mit 480 g Abtropfgewicht. Die Garzeit verkürzt sich auf 30 Minuten.

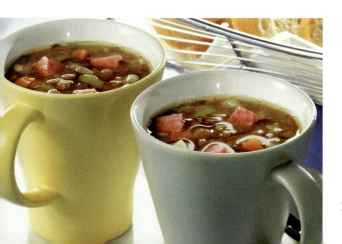

Salate, Suppen & Snacks

Kartoffelsuppe
mit Krabben

Für 4 Portionen

250 g Kartoffeln
1 Bund Suppengrün
200 ml Milch (1,5 % Fett)
Salz
Pfeffer
60 g gekochter Schinken
120 g frische Nordseekrabben
1 El Butter
2 El frisch gehackte Petersilie

Zubereitungszeit: ca. 30 Minuten
(plus Kochzeit)
Pro Portion ca. 140 kcal/560 KJ
11 g E, 4 g F, 13 g KH, 1 KE-BE

1. Die Kartoffeln schälen und waschen, das Suppengrün putzen, Karotte und Sellerie schälen, vom Lauch nur den weißen Teil verwenden. Die Kartoffeln und das Wurzelgemüse würfeln, den Lauch in Ringe schneiden.

2. In einem Topf ca. 400 ml Wasser mit etwas Salz erhitzen. Kartoffeln und Gemüse darin etwa 20 Minuten garen. Anschließend die Suppe pürieren. Die Milch einrühren.

3. Schinken würfeln, Krabben abspülen. Butter in einer Pfanne erhitzen. Schinken und Krabben in der heißen Butter schwenken und in die Suppe geben. Mit Petersilie bestreut servieren. Dazu passen Schwarzbrot und Butter.

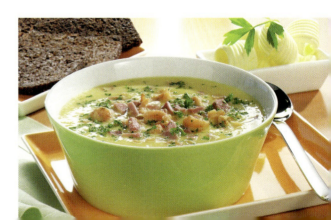

Salate, Suppen & Snacks

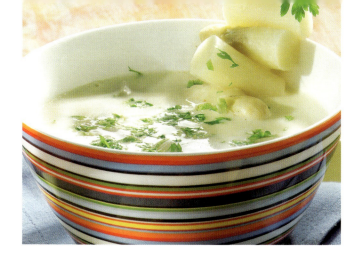

Spargelcremesuppe

1 Den Spargel waschen, schälen und die Enden abschneiden. Spargelschalen und -enden mit etwa 1 l Salzwasser und etwas Zucker 10 Minuten köcheln, dann durch ein Sieb passieren.

2 Spargel in 5 cm lange Stücke schneiden und im Spargelfond bissfest garen. Dann abgießen und den Sud auffangen. Spargelspitzen entfernen. Restlichen Spargel mit dem Zitronensaft pürieren.

3 Das Spargelpüree mit dem Fond mischen und aufkochen. Die Crème fraîche unterrühren und die Suppe mit Salz, Pfeffer und Zucker abschmecken. Die Spargelspitzen unter die Suppe heben. Spargelcremesuppe mit Kerbel bestreut servieren.

Für 4 Portionen

2 kg weißer Spargel
Salz
1 Prise Zucker
1 El Zitronensaft
3 El Crème fraîche
Pfeffer
2 El frisch gehackter Kerbel

Zubereitungszeit: ca. 45 Minuten (plus Garzeit)
Pro Portion ca. 140 kcal/580 KJ
11 g E, 6 g F, 11 g KH, 1 KE-BE

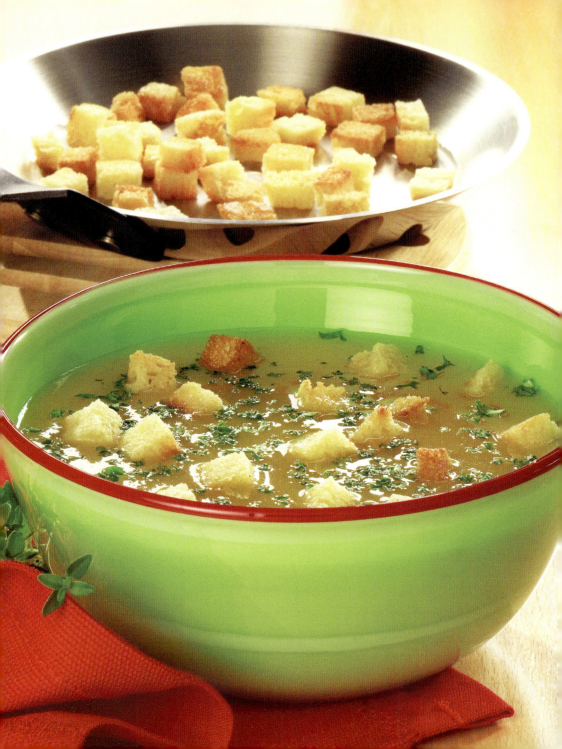

Gemüsesuppe
mit Croûtons

Für 4 Portionen

250 g Steckrüben
2 Karotten
3 Kartoffeln
50 g Dörrfleisch
2 Zwiebeln
1 El Rapsöl
750 ml Gemüsebrühe
1/2 Tl gerebelter Majoran
Salz
Pfeffer
1/2 Tl Zucker
1 Spritzer Essig
2 Weißbrotscheiben
2 El Butter
1 El frisch gehackte Kräuter
(Petersilie oder Majoran)

Zubereitungszeit: ca. 30 Minuten
(plus Garzeit)
Pro Portion ca. 190 kcal/820 KJ
7 g E, 9 g F, 21 g KH, 2 KE-BE

1 Die Steckrüben, die Karotten und die Kartoffeln schälen und in Stücke schneiden. Das Dörrfleisch würfeln. Die Zwiebeln schälen und in Ringe schneiden.

2 Das Rapsöl in einem Topf erhitzen und die Dörrfleischwürfel darin schmoren. Die Dörrfleischwürfel herausnehmen, das Gemüse und die Zwiebelringe in den Topf geben und unter Rühren schmoren.

3 Die Gemüsebrühe angießen und das Gemüse etwa 20 Minuten bei geringer Temperatur garen. 10 Minuten vor Ende der Garzeit den Majoran hinzugeben. Anschließend die Suppe pürieren und die Dörrfleischwürfel hineingeben. Mit Salz, Pfeffer, Zucker und Essig würzig abschmecken.

4 Die Weißbrotscheiben entrinden und in Würfel schneiden. Die Butter in einer Pfanne erhitzen und die Brotwürfel darin knusprig rösten. Die Gemüsesuppe mit Croûtons und Kräutern bestreut servieren.

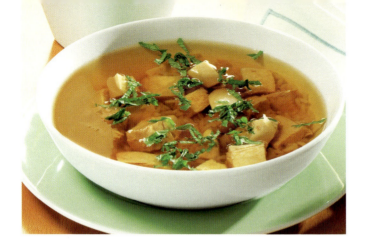

Hühnersuppe mit Minze

Für 6 Portionen

1 Zwiebel
400 g Hühnerbrust
1,5 l Hühnerbrühe
60 g Reis
Salz
Pfeffer
1 1/2 El Zitronensaft
4 El frisch gehackte Minze

Zubereitungszeit: ca. 20 Minuten (plus Garzeit)
Pro Portion ca. 150 kcal/620 KJ
10 g E, 4 g F, 18 g KH, 1,5 KE-BE

1 Die Zwiebel schälen und hacken, die Hühnerbrust von der Haut befreien. Zwiebel und Hühnerbrust in einen großen Topf geben und mit der Hühnerbrühe übergießen.

2 Die Suppe aufkochen, entstehenden Schaum abschöpfen. Anschließend die Temperatur herunterschalten und die Suppe einige Minuten köcheln. Reis einrühren, mit Salz und Pfeffer würzen. Die Suppe weitere 30 Minuten köcheln.

3 Nach der Garzeit das Hühnerfleisch aus der Suppe nehmen und klein schneiden. Die Suppe mit Zitronensaft abschmecken und mit Minze bestreut servieren.

Fischsuppe mit Gemüse

1. Die Kartoffeln waschen, schälen und würfeln. Den Fischfond erhitzen und die Kartoffelwürfel darin 15 Minuten garen.

2. Paprikaschoten putzen, waschen, entkernen und in Streifen schneiden. Die Paprikastreifen die letzten 10 Minuten mit den Kartoffelwürfeln garen.

3. Die Tomaten heiß überbrühen, von Stielansatz, Haut und Kernen befreien und klein schneiden. Knoblauch schälen und klein schneiden. Die Tomaten mit dem Knoblauch, Gewürzen und Öl pürieren.

4. Das Fischfleisch von restlichen Gräten befreien und in mundgerechte Stücke schneiden. Ein Drittel der Kartoffelwürfel aus der Brühe nehmen, Fisch zugeben und etwa 3 Minuten ziehen lassen.

5. Restliche Kartoffeln pürieren, mit dem Gemüsepüree in die Suppe rühren und erhitzen. Suppe mit Salz und Pfeffer abschmecken und mit Dill bestreut servieren.

Für 4 Portionen

350 g Kartoffeln
1 l Fischfond
je 1 grüne und gelbe Paprikaschote
2 Tomaten
2 Knoblauchzehen
1 Msp. Kreuzkümmel
1 Tl edelsüßes Paprikapulver
1 El Olivenöl
250 g festes Fischfilet
Salz
Pfeffer
2 El frisch gehackter Dill

Zubereitungszeit: ca. 30 Minuten (plus Garzeit)
Pro Portion ca. 160 kcal/660 KJ
15 g E, 4 g F, 16 g KH, 1,5 KE-BE

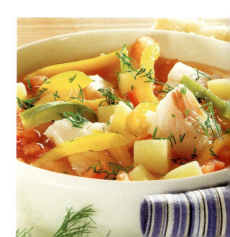

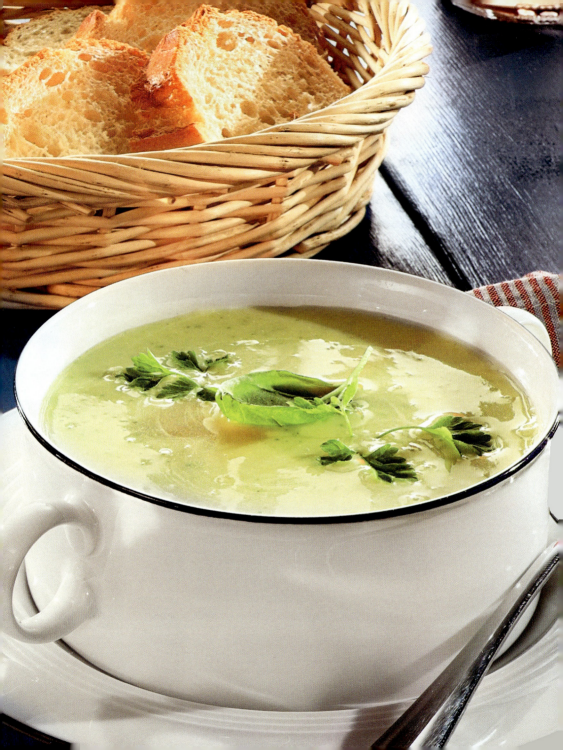

Französische Kräutersuppe

Für 6 Portionen

1 Schalotte
150 g Sauerampfer
100 g Blattspinat
1 Bund Sellerieblätter
1 Bund Brunnenkresse
1 Bund Kerbel
1 Bund glatte Petersilie
1 kg mehligkochende Kartoffeln
1 Salatgurke
2 El Rapsöl
1,5 l Gemüsebrühe
grobes Meersalz
3 El Crème fraîche
frisch gemahlener Pfeffer

Zubereitungszeit: ca. 30 Minuten (plus Kochzeit)
Pro Portion ca. 170 kcal/710 KJ
5 g E, 6 g F, 22 g KH, 2 KE-BE

1 Die Schalotte schälen und fein hacken. Das Blattgemüse und die Kräuter putzen, waschen und trocken schütteln. Einige Kräuterblättchen zum Garnieren beiseitestellen. Die Kartoffeln schälen, waschen und würfeln.

2 Die Gurke putzen, waschen, halbieren, mit einem Esslöffel die Kerne entfernen und die Gurke klein würfeln. Das Öl in einem Topf erhitzen, das Blattgemüse tropfnass mit den Kräutern und den Gurkenwürfeln hinzugeben. Alles zugedeckt etwa 5 Minuten anschwitzen, Gemüse und Kräuter sollen aber nicht braun werden.

3 Die Gemüsebrühe zugießen, salzen, Kartoffelwürfel hinzugeben und 25 Minuten kochen.

4 Nach Ablauf der Kochzeit die Suppe passieren. Mit dem Stabmixer die Crème fraîche unterrühren. Mit Salz und Pfeffer abschmecken. Die Suppe anrichten und mit Kräuterblättchen garniert servieren.

Gefüllte Auberginen

Für 6 Portionen

1 kg Auberginen (ca. 6 Stück)
Salz
6 El Olivenöl
150 g Spitzpaprika
400 g Tomaten
400 g Zwiebeln, gehackt
3 Knoblauchzehen, gehackt
1 Bund frisch gehackte Petersilie
frisch gemahlener Pfeffer

Zubereitungszeit: ca. 40 Minuten (plus Backzeit)
Pro Portion ca. 240 kcal/990 KJ
6 g E, 16 g F, 17 g KH, 1,5 KE-BE

1 Die Auberginen putzen, waschen, trocknen und streifig schälen. Mit einem Messer längs einritzen, in eine Schüssel legen, mit Salz bestreuen, mit Wasser beträufeln und 15 Minuten ziehen lassen. Auberginen abwaschen und die Flüssigkeit herausdrücken. 3 El Öl in einer Pfanne erhitzen und die Auberginen darin von allen Seiten 5–7 Minuten braten. Herausnehmen und mit einem Löffel eine Mulde in die Auberginen drücken.

2 Spitzpaprika putzen, waschen und klein schneiden. Die Tomaten waschen, vom Stielansatz befreien und das Fruchtfleisch der Hälfte der Tomaten in Stücke schneiden. Die andere Hälfte der Tomaten achteln.

3 Backofen auf 160 °C (Umluft 140° C) vorheizen. Zwiebeln und Knoblauch im restlichen Öl dünsten. Tomatenwürfel, Paprika, Petersilie, Pfeffer und Salz dazugeben und mitschmoren. Etwa 200 ml Wasser hinzugeben und alles weitere 10 Minuten köcheln. Abgießen und die Flüssigkeit auffangen. Die Auberginen mit dem Gemüse füllen und mit den Tomatenachteln bedecken. In eine Auflaufform legen. Kochflüssigkeit und ca. 200 ml Wasser in die Form füllen und alles mit Folie abdecken. Im Ofen etwa 30 Minuten garen. Auberginen abkühlen lassen. Garsud mit Salz und Pfeffer abschmecken und Auberginen damit beträufeln.

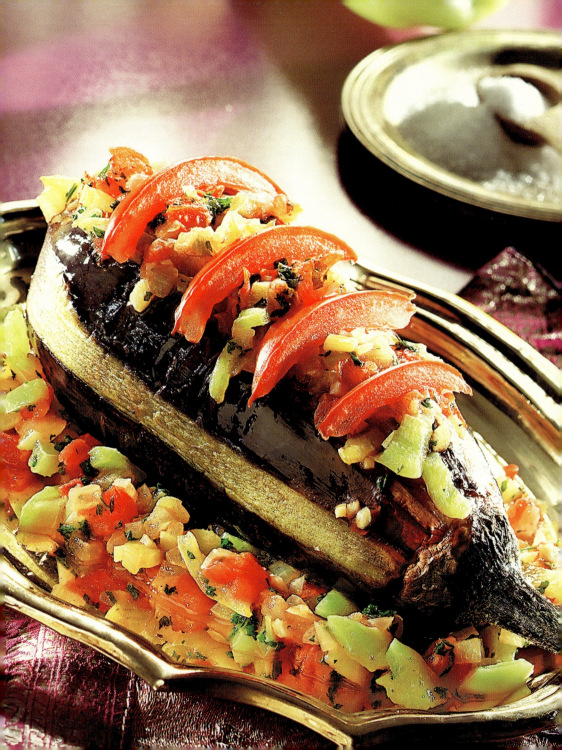

Gemüsespieße
mit Schafskäse

Für 4 Portionen

2 Zweige Thymian
2 Zweige Rosmarin
1 Bund Basilikum
150 ml Olivenöl
3–4 Knoblauchzehen
2 Zwiebeln
Salz, Pfeffer
400 g Schafskäse
2 kleine Zucchini
1 kleine Aubergine
1 grüne Paprikaschote
20 Kirschtomaten
250 g Joghurt (1,5 % Fett)

Zubereitungszeit: ca. 20 Minuten
(plus Marinier- und Grillzeit)
Pro Portion ca. 480 kcal/2030 KJ
23 g E, 39 g F, 10 g KH, 1 KE-BE

1 10–12 Holzspieße in kaltes Wasser legen. Kräuter waschen, trocken schütteln und die Blättchen von den Stielen zupfen. Thymian und Rosmarin klein hacken und mit 100 ml Olivenöl vermischen. Knoblauch und Zwiebeln schälen. 1 Knoblauchzehe dazupressen und mit Salz und Pfeffer würzen.

2 Schafskäse in mundgerechte Würfel schneiden. Zucchini, Aubergine, Paprika und Tomaten putzen und waschen. Zucchini und Aubergine ebenfalls in Würfel schneiden. Paprika halbieren, Stielansatz und Kerne entfernen und die Hälften in Stücke schneiden. Zwiebeln vierteln. Schafskäse mit dem Gemüse im Wechsel mit den Kirschtomaten auf die Holzspieße stecken. 20 Minuten in der Kräutermarinade ziehen lassen.

3 Für den Dip Basilikum mit restlichem Olivenöl fein pürieren. Joghurt unterrühren, mit Salz und Pfeffer würzen.

4 Die Spieße auf dem Grill von beiden Seiten etwa 1–2 Minuten grillen. Noch warm mit dem Dip servieren.

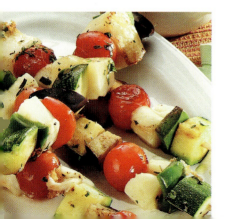

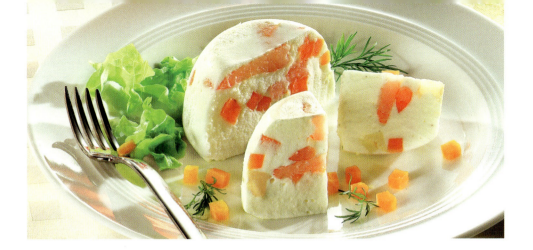

Garnelensülzchen im Glas

1 Die Gelatine etwa 5 Minuten in Wasser einweichen. Den Wein erhitzen, aber nicht kochen. Zitronensaft mit Süßstoff, Salz und Pfeffer hinzufügen. Vom Herd nehmen, ausgedrückte Gelatine darin auflösen und abkühlen lassen. Die Sahne steif schlagen und darunterheben.

2 Artischockenböden und Champignons abtropfen lassen und beides klein würfeln. Mit den Möhren und den Garnelen mischen. Alles unter die Wein-Sahne-Mischung heben.

3 Masse auf 4 Gläser verteilen. Abgedeckt im Kühlschrank mindestens 6 Stunden erstarren lassen.

Für 4 Portionen

5 Blatt weiße Gelatine
125 ml trockener Weißwein
1 El Zitronensaft
1 Spritzer Süßstoff
je 1 Prise Salz und Pfeffer
200 ml Sahne
6 Artischockenböden
(aus der Dose)
1 kleine Dose Champignons
150 g gegarte Möhrenwürfel
200 g gegarte Garnelen

Zubereitungszeit: ca. 25 Minuten
(plus Kühlzeit)
Pro Portion ca. 270 kcal/1120 KJ
15 g E, 18 g F, 5 g KH, 0,5 KE-BE

Salate, Suppen & Snacks

Würzkartoffeln mit Dip

Für 4 Portionen

1 kg große Kartoffeln
800 ml Pilzfond
1 El Walnussöl
80 g Sonnenblumenkerne
80 g Sesamsaat
80 g grobes Meersalz
20 g gerebelter Koriander
1 Bund Basilikum
1 Bund Frühlingszwiebeln
300 g Magerquark
150 g Joghurt (1,5 % Fett)
Salz, Pfeffer

Zubereitungszeit: ca. 15 Minuten
(plus Garzeit)
Pro Portion ca. 480 kcal/2010 KJ
24 g E, 24 g F, 40 g KH, 4 KE-BE

1 Die Kartoffeln waschen und mit Schale im Pilzfond ca. 10 Minuten garen. Anschließend abgießen, ausdämpfen lassen und halbieren.

2 Den Backofen auf 200 °C vorheizen. Backblech mit etwas Öl beträufeln. Die Sonnenblumenkerne, Sesam, Salz und Koriander auf das Blech streuen. Die Kartoffeln mit der Schnittseite aufs Blech setzen. Das Ganze im Backofen auf der mittleren Einschubleiste ca. 20 Minuten backen.

3 Für den Dip das Basilikum waschen, trocknen und in Streifen schneiden. Die Frühlingszwiebeln putzen, waschen und in Ringe schneiden. Frühlingszwiebeln und Basilikum mit dem Magerquark und Joghurt verrühren. Mit Salz und frisch gemahlenem Pfeffer abschmecken.

4 Die gebackenen Kartoffeln auf Tellern anrichten und mit dem Dip servieren.

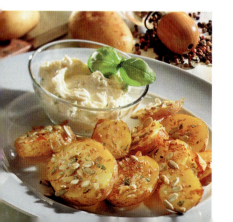

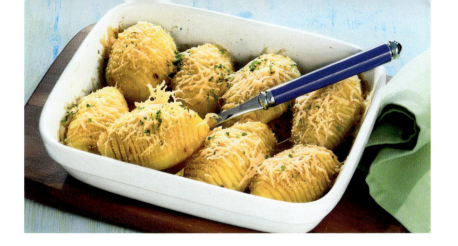

Fächerkartoffeln

1. Den Backofen auf 240 °C (Umluft 220 °C) vorheizen. Die Kartoffeln schälen, waschen und fächerförmig einschneiden. Die Butter in einem Topf schmelzen und die Kartoffeln leicht damit einstreichen. Etwas Butter übrig lassen.

2. Die Kartoffeln mit der aufgeschnittenen Seite nach oben in eine ausgefettete feuerfeste Form legen, mit Salz bestreuen und ca. 30 Minuten im Ofen backen. Ab und zu mit Butter bepinseln.

3. Nach dem Backen die Kartoffeln mit Paniermehl bestreuen und mit der restlichen Butter beträufeln. Weitere 10 Minuten backen, danach den Käse über die Kartoffeln streuen und noch einmal 5 Minuten backen, bis der Käse geschmolzen und leicht gebräunt ist.

Für 4 Portionen

12 gleich große Kartoffeln (à 80 g)
40 g Butter
1 Tl Salz
2 El Paniermehl
30 g frisch geriebener Parmesan
Fett für die Form

Zubereitungszeit: ca. 20 Minuten (plus Backzeit)
Pro Portion ca. 260 kcal/1090 KJ
7 g E, 11 g F, 32 g KH, 3 KE-BE

Salate, Suppen & Snacks

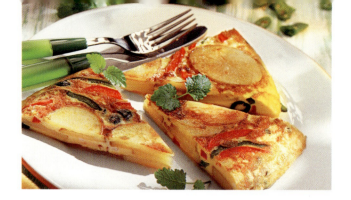

Kartoffel-Omelett

Für 4 Portionen

450 g Kartoffeln
50 g schwarze Oliven ohne Stein
3 grüne Peperoni
je 1 rote und grüne Paprikaschote
1 El Kapern (aus dem Glas)
2 El Olivenöl
1 El Chiliöl
Salz, Pfeffer
1 Msp. Paprikapulver
1 Msp. Harissa
5 Eier
6 El Milch (1,5 % Fett)
1 Zweig Zitronenmelisse

Zubereitungszeit: ca. 40 Minuten
Pro Portion ca. 330 kcal/1380 KJ
14 g E, 21 g F, 18 g KH, 2 KE-BE

1. Die Kartoffeln gründlich waschen, schälen und in Scheiben schneiden. Die Oliven halbieren. Peperoni und Paprika putzen, waschen, halbieren, entkernen und in Streifen schneiden. Die Kapern abtropfen lassen.

2. Oliven- und Chiliöl in einer großen Pfanne erhitzen und die Kartoffelscheiben darin anbraten. Das Gemüse dazugeben, alles würzen und ca. 5 Minuten braten.

3. Die Eier mit der Milch verrühren, über die Kartoffeln gießen und stocken lassen. Die Pfanne dabei abdecken und die Hitze reduzieren.

4. Zitronenmelisse waschen, trocknen und die Blättchen abzupfen. Das Omelett auf Tellern anrichten und mit Zitronenmelisse garniert servieren.

Geschmorte Kartoffeln

1 Die Kartoffeln gründlich waschen und trocknen. Die Zwiebel schälen und in Würfel schneiden. Die Knoblauchzehe schälen und zerdrücken. Die Tomaten waschen, von den Stielansätzen befreien und würfeln.

2 Das Öl in einer Pfanne erhitzen und die Kartoffeln darin gut anbraten. Zwiebeln und Knoblauch dazugeben und mitschmoren.

3 Die Tomatenwürfel in die Pfanne geben und alles bei geschlossenem Deckel und niedriger Temperatur etwa 25 Minuten schmoren. Mit Salz und Pfeffer abschmecken und mit Petersilie bestreuen.

TIPP: Anstelle von frischen Tomaten können Sie über die Wintermonate auch 1 kleine Dose geschälte Tomaten hinzufügen.

Für 4 Portionen

500 g kleine Kartoffeln
1 große Zwiebel
1 Knoblauchzehe
350 g Tomaten
2 El Olivenöl
Salz
Pfeffer
2 El frisch gehackte Petersilie

Zubereitungszeit: ca. 15 Minuten
(plus Garzeit)
Pro Portion ca. 140 kcal/570 KJ
3 g E, 5 g F, 18 g KH, 2 KE-BE

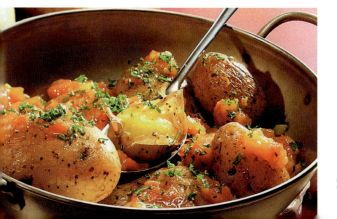

Salate, Suppen & Snacks

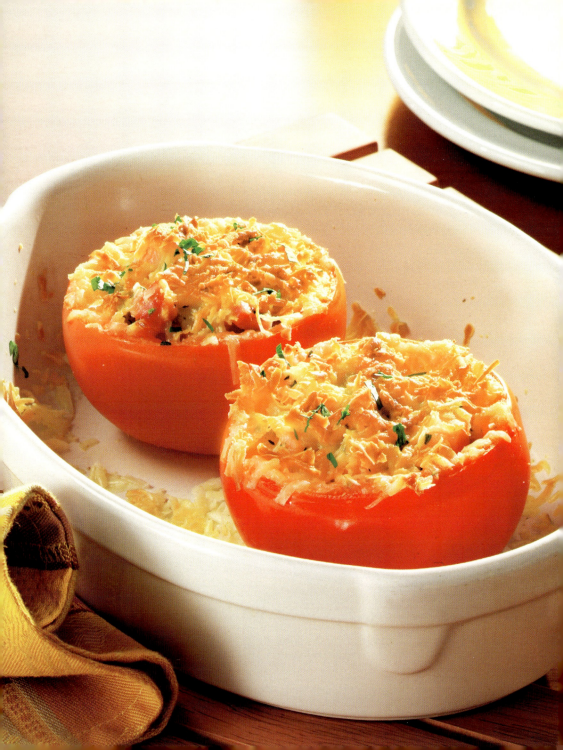

Gefüllte Tomaten

Für 4 Portionen

4 große oder 8 kleine Tomaten
2 Knoblauchzehen
100 g gekochter Schinken
100 g Weißbrot
80 g Manchego
1/2 Bund Petersilie
1 El Olivenöl
2 Eier
Salz
Pfeffer
Fett für die Form

Zubereitungszeit: ca. 25 Minuten
(plus Backzeit)
Pro Portion ca. 260 kcal/1100 KJ
17 g E, 14 g F, 17 g KH, 1,5 KE-BE

1 Die Tomaten waschen, den Stielansatz abschneiden und im oberen Drittel einen Deckel abschneiden. Die Tomaten vorsichtig aushöhlen und innen mit Salz und Pfeffer würzen. Den Backofen auf 200 °C (Umluft 180 °C) vorheizen.

2 Die Knoblauchzehen schälen und fein hacken. Den Schinken würfeln. Das Weißbrot zwischen den Händen zerkrümeln. Den Käse reiben. Die Petersilie waschen, trocken schütteln und fein hacken.

3 Knoblauch, Schinken, Brotkrümel, Käse (2 El Käse zurückbehalten), Petersilie und Öl mischen. Die Eier verquirlen und unterheben. Die Masse in die ausgehöhlten Tomaten füllen.

4 Tomaten in eine gefettete Auflaufform setzen und mit dem restlichen Käse bestreuen. Im Ofen etwa 15 Minuten überbacken.

Makkaroni mit Olivenpaste

Für 4 Portionen

300 g Makkaroni
Salz
75 g in Kräuter eingelegte grüne Oliven
4 Sardellenfilets in Öl
1 Knoblauchzehe
3 El Olivenöl
1 El Cognac
1 El Zitronensaft
1 Tl gerebelter Oregano
Pfeffer
500 g Fleischtomaten
200 g Artischockenherzen (aus dem Glas)

Zubereitungszeit: ca. 30 Minuten
Pro Portion ca. 430 kcal/1810 KJ
15 g E, 12 g F, 64 g KH, 6 KE-BE

1 Die Nudeln nach Packungsanweisung in reichlich kochendem Salzwasser garen. Danach abgießen und abtropfen lassen.

2 Die Oliven halbieren und entsteinen. Die Sardellen gründlich abspülen und trocknen. Die Knoblauchzehe schälen. Mit 2 El Olivenöl zusammen fein pürieren.

3 Weitere 2 El Olivenöl mit Cognac, Zitronensaft und Oregano verrühren und mit dem Oliven-Sardellen-Püree vermengen. Mit Salz und Pfeffer abschmecken.

4 Die Tomaten waschen, Stielansätze entfernen, kreuzweise einritzen, mit kochendem Wasser überbrühen, häuten, entkernen und das Fruchtfleisch würfeln. Die Artischockenherzen abtropfen lassen und vierteln.

5 Das restliche Olivenöl in einer Pfanne erhitzen und darin die Tomaten kurz anschwitzen. Dann die Artischocken untermengen und mit Salz und Pfeffer würzen.

6 Nudeln mit dem Gemüse vermischen und bei schwacher Hitze kurz erwärmen. Sofort servieren und die Olivenpaste dazu reichen.

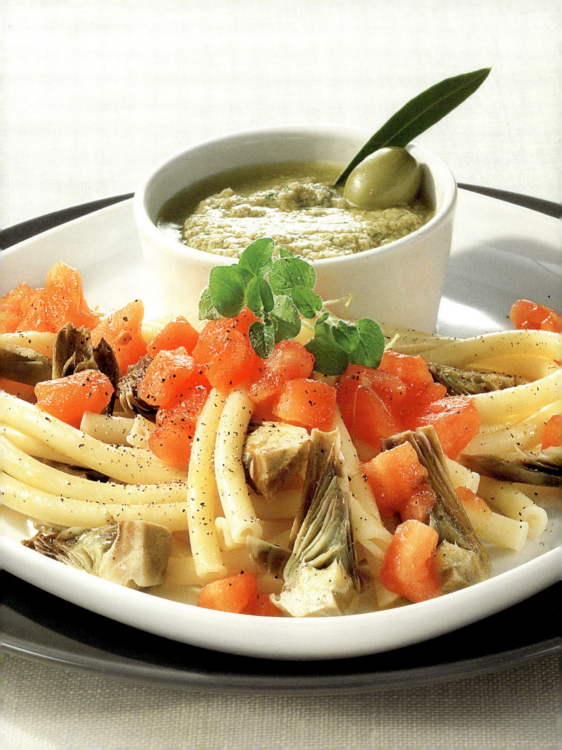

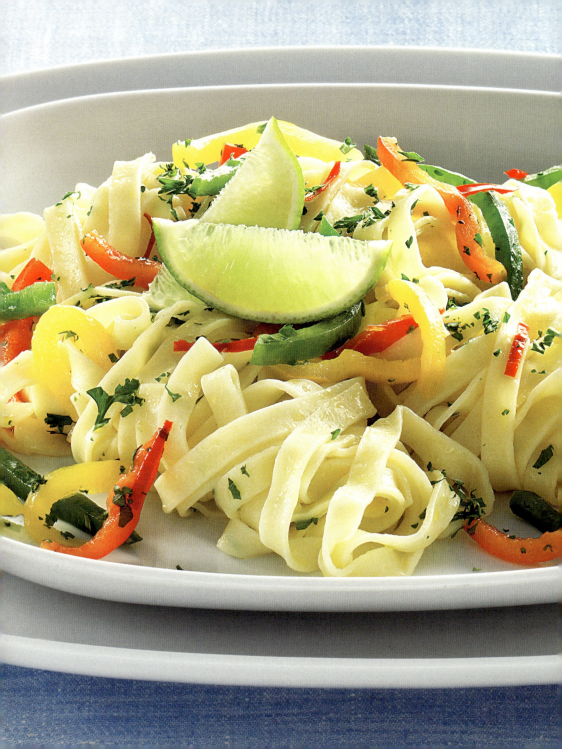

Bandnudeln
mit Paprika und Limette

Für 4 Portionen

je 1 rote, gelbe und grüne Paprikaschote
1 rote Chili
3 Knoblauchzehen
1/2 Bund glatte Petersilie
300 g Bandnudeln
2 El Olivenöl
Salz
Pfeffer
1 unbehandelte Limette

Zubereitungszeit: ca. 40 Minuten
(plus Ruhe- und Garzeit)
Pro Portion ca. 400 kcal/1660 KJ
12 g E, 7 g F, 70 g KH, 6,5 KE-BE

1 Die Paprikaschoten halbieren, putzen, entkernen und waschen. Mit der Hautseite nach oben unter den Backofengrill legen, bis die Haut Blasen wirft. Herausnehmen und unter einem feuchten Tuch abkühlen lassen. Anschließend häuten und das Fruchtfleisch in etwa 2 cm breite Streifen schneiden.

2 Die Chili halbieren, entkernen und in Streifen schneiden. Den Knoblauch schälen und in Scheiben schneiden. Die Petersilie waschen, trocknen und fein hacken.

3 Die Nudeln nach Packungsanweisung in reichlich Salzwasser bissfest garen.

4 Das Olivenöl in einer Pfanne erhitzen. Chili und Knoblauch darin 1–2 Minuten dünsten. Die Paprikastreifen dazugeben und mit Salz und Pfeffer würzen. Die Petersilie unterheben.

5 Die Nudeln abgießen und mit dem Paprikagemüse auf Tellern anrichten. Die Limette in Spalten schneiden und dazu servieren. Etwas Limettensaft über die Nudeln träufeln.

Tomatennudeln
mit Lachs

Für 4 Portionen

100 g Rucola
50 g durchwachsener Speck
3 Sardellenfilets
400 g Cocktailtomaten
4 Schalotten
2 Knoblauchzehen
350 g Lachsfilet ohne Haut
300 g Linguine oder Spaghetti
2 El Olivenöl
Salz
Pfeffer

Zubereitungszeit: ca. 30 Minuten
Pro Portion ca. 570 kcal/2390 KJ
30 g E, 21 g F, 64 g KH, 6 KE-BE

1 Den Rucola verlesen, waschen, trocknen und in Stücke zupfen. Auf 4 Teller verteilen. Den Speck in kleine Würfel schneiden. Die Sardellen kalt abspülen, trocken tupfen und fein hacken.

2 Die Tomaten waschen, trocknen und vierteln. Das innere Fruchtfleisch mit den Kernen herausschneiden und grob hacken. Den Rest der Tomaten so belassen. Die Schalotten und den Knoblauch schälen und fein würfeln. Den Fisch kalt abspülen, trocken tupfen und in 1–2 cm große Würfel schneiden.

3 Die Nudeln nach Packungsanweisung al dente kochen. Das Öl in einer großen Pfanne erhitzen. Den Speck darin bei mittlerer Hitze langsam knusprig braten. Schalotten und Knoblauch zum Speck geben und glasig dünsten. Die Fischwürfel zugeben und etwa 2 Minuten braten. Alles in eine große, vorgewärmte Schüssel geben.

4 Die Tomatenviertel mit dem gehackten Fruchtfleisch und die Sardellen in die Pfanne geben und kurz aufkochen. Zum Lachs in die Schüssel geben. Die abgetropften Nudeln mit Lachs und Tomatengemüse vermischen. Auf dem Rucola anrichten, mit Pfeffer würzen und sofort servieren.

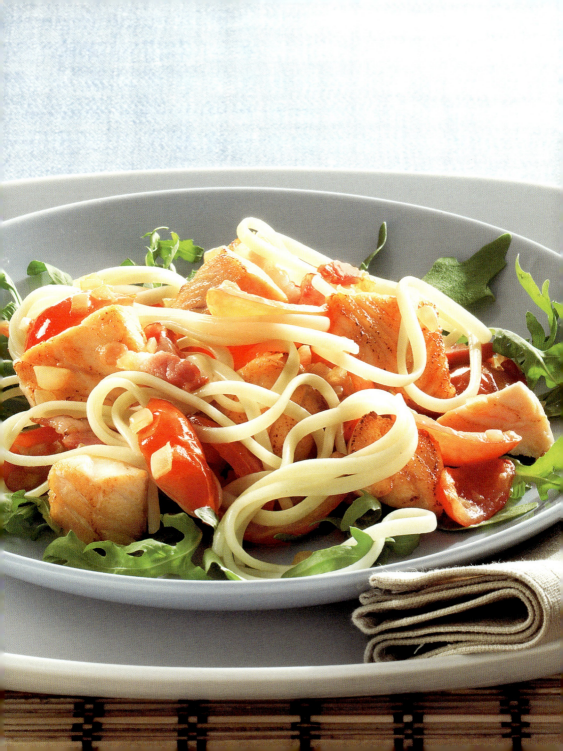

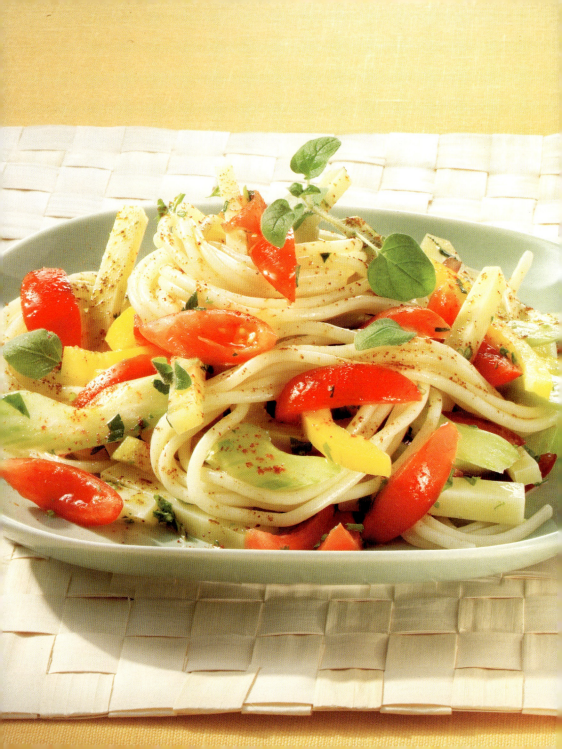

Frischer Nudelsalat

Für 4 Portionen

250 g Spaghetti
Salz
100 g Kirschtomaten
1 gelbe Paprikaschote
150 g Emmentaler
4 Stangen Staudensellerie
50 g italienische Kräuter (TK)
4 El Olivenöl
4 El Apfelessig
Pfeffer
Paprikapulver

Zubereitungszeit: ca. 35 Minuten
Pro Portion ca. 490 kcal/2060 KJ
20 g E, 22 g F, 51 g KH, 5 KE-BE

1. Die Nudeln nach Packungsanweisung in leicht gesalzenem Wasser bissfest garen.

2. Die Tomaten waschen, halbieren und in schmale Spalten schneiden. Die Paprika waschen, längs halbieren, entkernen und in Streifen schneiden. Den Käse ebenfalls in Streifen schneiden.

3. Nach Ende der Kochzeit die Nudeln in einem Sieb abgießen und abschrecken. Anschließend gut abtropfen und abkühlen lassen. Die Selleriestangen putzen, waschen und in Stücke schneiden.

4. Die Nudeln mit dem Gemüse in eine Schüssel geben und vermengen. Die aufgetauten Kräuter mit dem Öl und dem Apfelessig verrühren. Mit Salz, Pfeffer und Paprika kräftig abschmecken.

5. Die Sauce über die Salatzutaten geben, alles vermengen und ca. 10 Minuten durchziehen lassen. Den Salat auf Tellern anrichten und servieren.

Gemüserösti
mit Kräuterjoghurt

Für 6 Portionen

500 g Kartoffeln
800 g Möhren
2 Bund Schnittlauch
3 Eier
Salz
1 Tl Curry
Pfeffer
6 El Rapsöl
300 g Joghurt (1,5 % Fett)

Zubereitungszeit: ca. 20 Minuten
(plus Garzeit)
Pro Portion ca. 250 kcal/1060 KJ
9 g E, 14 g F, 21 g KH, 2 KE-BE

1 Den Backofen auf 100 °C vorheizen. Die Kartoffeln und die Möhren mit dem Sparschäler schälen, waschen und grob raspeln.

2 Den Schnittlauch waschen, trocken tupfen und in Röllchen schneiden.

3 Die Kartoffeln, Möhren, Eier, die Hälfte des Schnittlauchs und alle Gewürze gut miteinander verrühren.

4 Etwas Öl in einer Pfanne erhitzen und aus der Masse kleine Rösti darin braten. Jeweils warm stellen.

5 Den Joghurt mit dem restlichen, in Röllchen geschnittenen Schnittlauch verrühren. Mit Salz und evtl. Pfeffer abschmecken und zu den Rösti servieren.

Salate, Suppen & Snacks

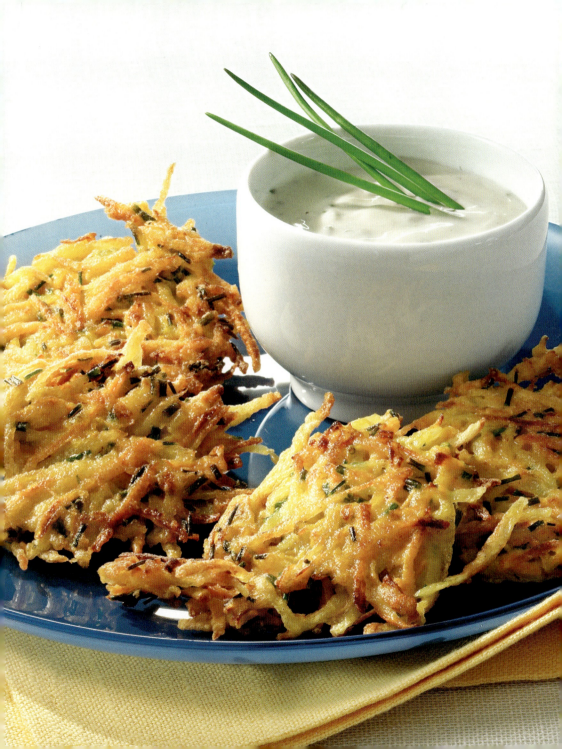

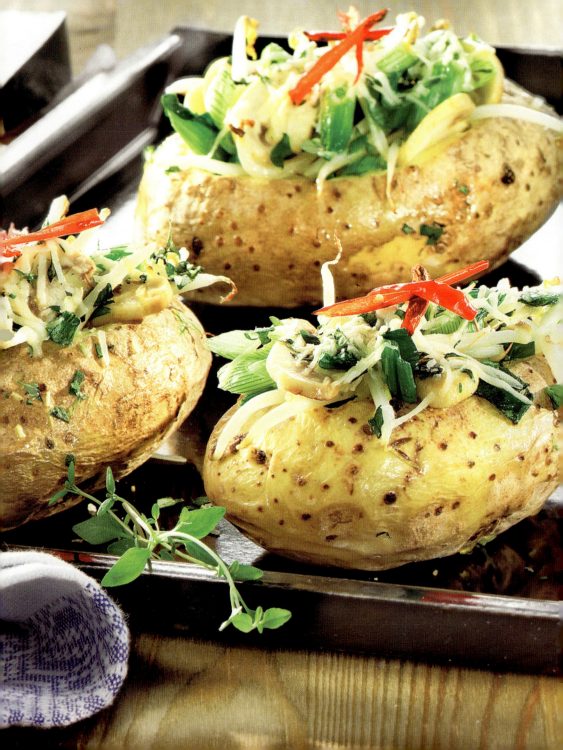

Gefüllte Backofenkartoffeln

Für 4 Portionen

4 große Kartoffeln
250 g Champignons
100 g Sojabohnensprossen
6 Frühlingszwiebeln
1 El Olivenöl
Salz
Pfeffer
50 g frisch geriebener Parmesan
1 Tl getrockneter Thymian

Zubereitungszeit: ca. 30 Minuten (plus Kochzeit)
Pro Portion ca. 170 kcal/710 KJ
5 g E, 6 g F, 22 g KH, 2 KE-BE

1. Den Backofen auf 200 °C (Umluft 180 °C) vorheizen. Die Kartoffeln gut waschen und mit einer Gabel einstechen. Auf ein Backblech setzen und im Ofen etwa 45 Minuten garen.

2. Die Pilze putzen, feucht abreiben und in Scheiben schneiden. Sojasprossen waschen und gut abtropfen lassen. Die Frühlingszwiebeln putzen, waschen und in Ringe schneiden.

3. Von den Kartoffeln das obere Drittel abschneiden und das Innere etwas aushöhlen. Das Öl in einer Pfanne erhitzen und das Gemüse darin kurz dünsten, mit Salz und Pfeffer würzen. Die Gemüsemischung in die Kartoffeln füllen.

4. Kartoffeln im Ofen 10 Minuten überbacken, anschließend mit Parmesan und Thymian bestreuen und servieren.

Exotische Fischspieße

Für 4 Portionen

500 g Seelachsfilet
1 El Zitronensaft
1 Ananas
4 Zwiebeln
1 rote Paprikaschote
Salz
Pfeffer
2 El Rapsöl
150 g Joghurt (1,5 % Fett)
200 g Magerquark
1/2 Tl Currypulver

Zubereitungszeit: ca. 25 Minuten
Pro Portion ca. 280 kcal/1160 KJ
31 g E, 5 g F, 25 g KH, 2 KE-BE

1 Den Backofengrill auf 200 °C vorheizen. Das Seelachsfilet waschen, trocken tupfen, in mundgerechte Würfel schneiden und mit dem Zitronensaft beträufeln.

2 Die Ananas schälen, vom Strunk befreien und in mundgerechte Stücke schneiden.

3 Die Zwiebeln schälen und halbieren. Die Paprikaschote putzen, waschen und in Stücke schneiden.

4 Die Zutaten abwechselnd auf Spieße stecken und mit Salz und Pfeffer würzen. Mit dem Öl bestreichen und unter häufigem Wenden 10–15 Minuten grillen.

5 Den Joghurt mit dem Quark glatt rühren und mit Salz, Pfeffer und Currypulver abschmecken. Die Sauce zu den Spießen servieren.

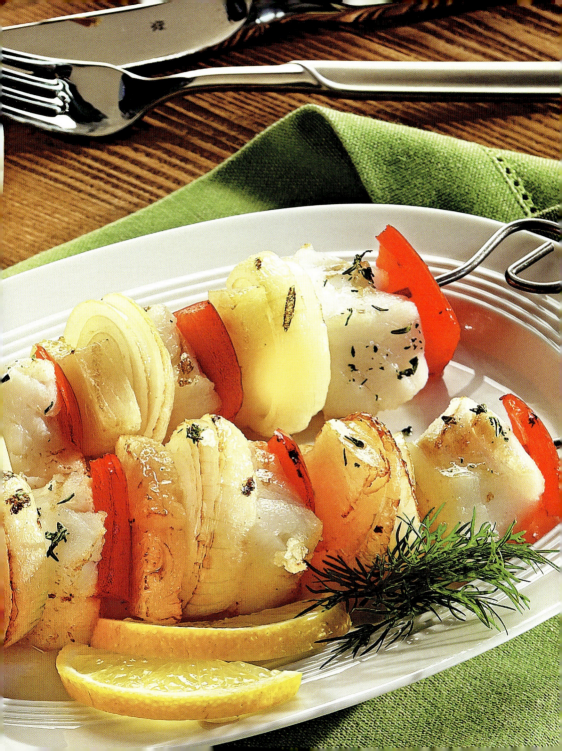

Spinattorte mit Gruyère

Für 12 Stücke

125 g Magerquark
1 Eigelb
Salz
1 Prise Zucker
3 El Milch (1,5 % Fett)
3 El Rapsöl
260 g Mehl, Type 550
1 kg Spinat
1 Zwiebel
2 El Olivenöl
Pfeffer
1 Prise edelsüßes Paprikapulver
1 Prise Muskat
3 Eier
200 ml Sojacreme
50 g frisch geriebener Gruyère
Fett für die Form

Zubereitungszeit: ca. 30 Minuten
(plus Ruhe- und Backzeit)
Pro Stück ca. 200 kcal/860 KJ
9 g E, 11 g F, 17 g KH, 1,5 KE-BE

1 Den Quark mit dem Eigelb, etwas Salz, Zucker, der Milch und dem Rapsöl in einer Schüssel vermischen. 250 g Mehl zugeben und alles zu einem glatten Teig verarbeiten. Den Teig 10 Minuten ruhen lassen.

2 Den Teig auf einer Arbeitsfläche ausrollen und eine gefettete Springform (22 cm Ø) damit auslegen. Den Teig mit einer Gabel mehrmals einstechen und zugedeckt kühl stellen. Den Backofen auf 200 °C (Umluft 180 °C) vorheizen.

3 Den Spinat verlesen und waschen. Feucht in einen Topf geben und unter Rühren zusammenfallen lassen. Spinat aus dem Topf nehmen und in einem Sieb gut abtropfen lassen. Dann hacken. Die Zwiebel schälen und hacken.

4 Das Olivenöl in einer Pfanne erhitzen, Zwiebel und Spinat darin andünsten. Mit Salz, Pfeffer, Paprika und Muskat würzen und etwas abkühlen lassen.

5 Restliches Mehl mit den Eiern, der Sojacreme und dem Käse mischen. Den Spinat unterheben. Die Masse auf dem Teig verteilen und im Ofen etwa 45 Minuten backen. Bei ausgeschaltetem Ofen weitere 10 Minuten im Ofen lassen. Warm servieren.

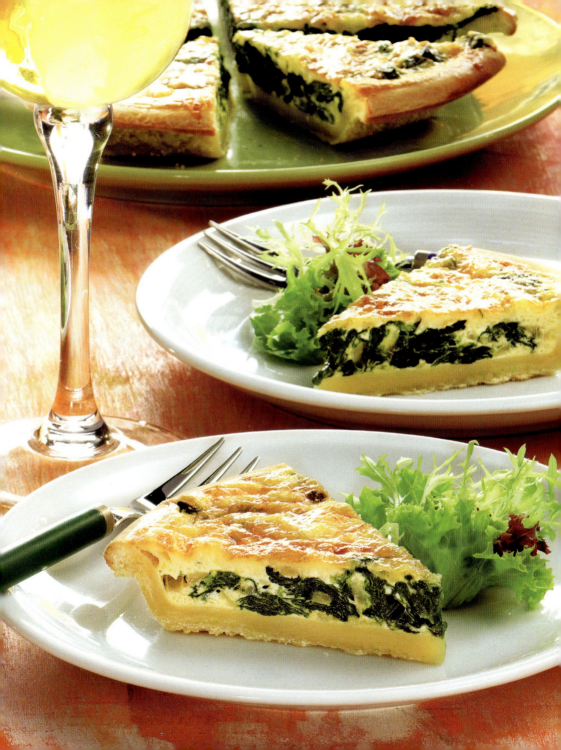

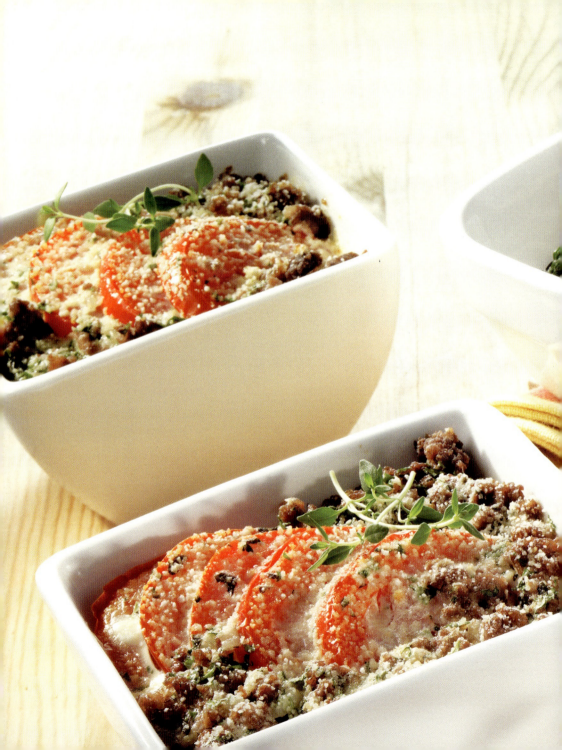

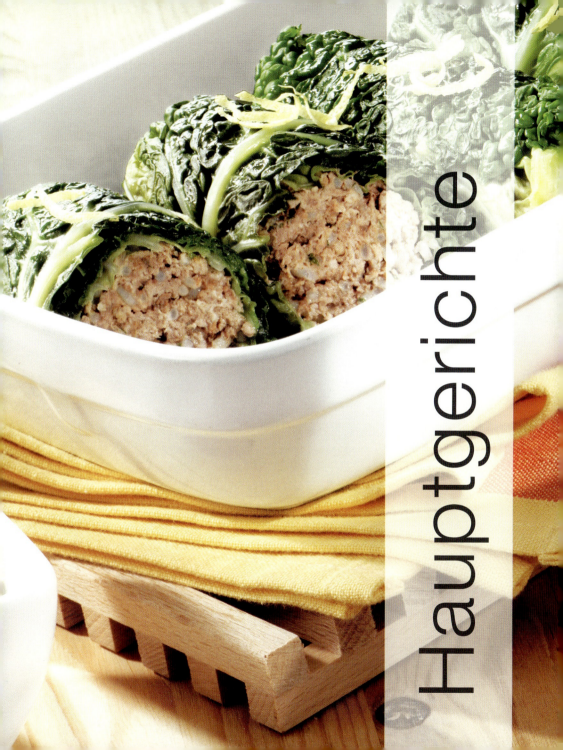

Hauptgerichte

Putenschnitzel
mit Schnittlauch

Für 6 Portionen

4 Schalotten
250 ml Geflügelbrühe
4 Putenschnitzel (à 125 g)
Salz
Pfeffer
2 El Mehl
2 El Olivenöl
60 ml Weißwein
1 Bund Schnittlauch
Saft und abgeriebene Schale von 1 unbehandelten Zitrone
1 El Butter

Zubereitungszeit: ca. 25 Minuten
Pro Portion ca. 230 kcal/950 KJ
32 g E, 6 g F, 8 g KH, 0,5 KE-BE

1 Schalotten schälen und hacken. In der Geflügelbrühe erhitzen und auf die Hälfte einkochen. Schnitzel salzen und pfeffern, danach in Mehl wenden.

2 Olivenöl in einer Pfanne erhitzen und die Putenschnitzel darin von beiden Seiten etwa 4 Minuten braten. Aus der Pfanne nehmen und warm stellen.

3 Bratfond mit der durchgesiebten Brühe ablöschen. Wein angießen und die Sauce einkochen lassen. Schnittlauch waschen, hacken, in die Sauce rühren und mit Salz, Pfeffer und Zitrone abschmecken. Butter in Flöckchen dazugeben. Sauce über die Schnitzel geben und servieren.

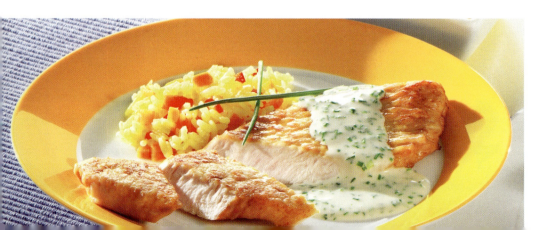

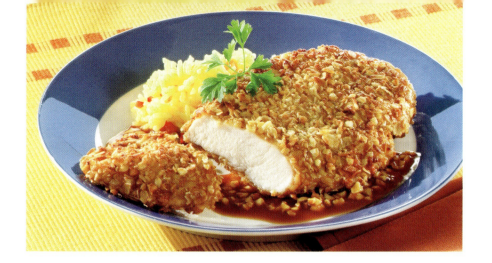

Schnitzel mit Portweinsauce

1 Die Hähnchenschnitzel würzen. Eiweiß verquirlen. Schnitzel in Mehl, Eiweiß und Nüssen wenden, Panade gut festdrücken.

2 Olivenöl in einer Pfanne erhitzen und die Schnitzel darin von beiden Seiten etwa 8 Minuten braten. Aus der Pfanne nehmen und warm halten.

3 Den Bratfond mit Brühe ablöschen, den Portwein hinzufügen und aufkochen. 5 Minuten köcheln, bis die Sauce sämig ist. Mit Gewürzen abschmecken. Hähnchenschnitzel mit der Portweinsauce servieren.

Für 4 Portionen

4 Hähnchenschnitzel
Salz
Pfeffer
2 Eiweiß
2 El Mehl
50 g gehackte Haselnüsse
3 El Olivenöl
125 ml Hühnerbrühe
40 ml Portwein
1/2 Tl Rosenpaprika

Zubereitungszeit: ca. 35 Minuten
Pro Portion ca. 380 kcal/1590 KJ
36 g E, 19 g F, 14 g KH, 1 KE-BE

Hauptgerichte

Hähnchen
orientalisch

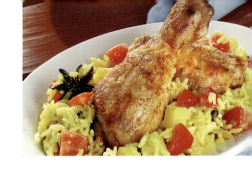

Für 4 Portionen

1 Brathähnchen (ca. 1,5 kg)
Salz
Pfeffer
3 Zwiebeln
3 Knoblauchzehen
4 El Öl
200 g Langkornreis
je 1 Tl Pfefferkörner, Koriander und Kreuzkümmel
je 1 El Kurkuma und Kardmom
1 Stück frischer Ingwer (ca. 2 cm)
3 Anissterne
1 Zimtstange
1–2 getrocknete Chilis
500 ml Geflügelbrühe
150 g Kartoffeln
2 Fleischtomaten
300 g Naturjoghurt (1,5 % Fett)
Saft von 1 Zitrone

Zubereitungszeit: ca. 30 Minuten (plus Garzeit)
Pro Portion ca. 780 kcal/3270 KJ
58 g E, 36 g F, 55 g KH, 5 KE-BE

1 Backofen auf 180 °C vorheizen. Hähnchen in 8 Teile zerlegen und mit Salz und Pfeffer einreiben. Zwiebeln und Knoblauch schälen und fein hacken.

2 In einem Bräter 2 El Öl erhitzen, Reis mit Zwiebeln und Knoblauch darin glasig dünsten. Gewürze dazugeben, die Brühe angießen und 5 Minuten köcheln lassen. Kartoffeln schälen, waschen und klein würfeln. Kartoffeln zu der Gewürzmischung geben und 5 Minuten weiter köcheln lassen.

3 Restliches Öl in einer Pfanne erhitzen, Fleisch darin von allen Seiten 5 Minuten braten und zur Reismischung geben. Alles im Backofen etwa 10–15 Minuten schmoren. Nicht umrühren, wenn nötig etwas Brühe dazugießen.

4 Tomaten kreuzweise einritzen, Stielansätze entfernen und mit kochendem Wasser überbrühen. Anschließend häuten und klein gewürfelt zum Hähnchen geben. Alles 10 Minuten weiter köcheln. Joghurt und Zitronensaft unterheben. 5 Minuten ziehen, aber nicht mehr kochen lassen.

Medaillons vom Hirsch

1. Die Hirschmedaillons leicht flach drücken. Die Schalotte schälen und fein hacken. Das Rapsöl in einer Pfanne erhitzen und die Schalotte andünsten. Medaillons zugeben und von beiden Seiten etwa 3 Minuten braten. Sie sollten innen noch rosa sein.

2. Die Medaillons mit Salz und Pfeffer würzen, aus der Pfanne nehmen und warm stellen. Den Bratensatz mit Wildfond ablöschen. Hagebuttenmark und Sahne unterrühren.

3. Die Sauce etwas einkochen lassen, bis sie eine cremige Konsistenz hat. Mit Salz und Pfeffer abschmecken. Die Medaillons mit der Sauce servieren. Dazu passen Nudeln.

Für 4 Portionen

600 g Hirschmedaillons
1 Schalotte
1 El Rapsöl
Salz
Pfeffer
200 ml Wildfond
1 El Hagebuttenmark
4 El Sahne

Zubereitungszeit: ca. 20 Minuten
(plus Schmorzeit)
Pro Portion ca. 250 kcal/1050 KJ
32 g E, 13 g F, 2 g KH, 0 KE-BE

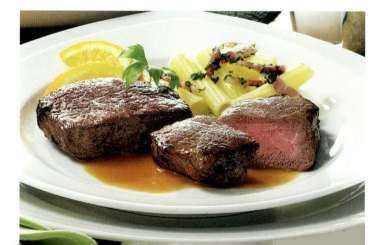

Hauptgerichte

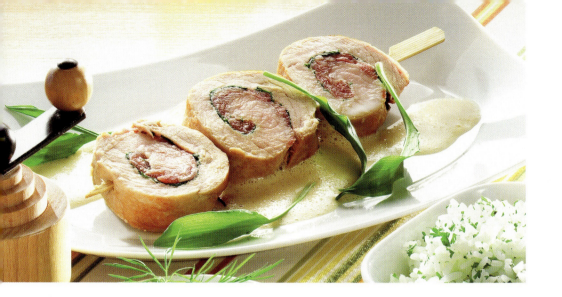

Bärlauchschnecken-Spieße

Für 4 Portionen

6 kleine Kalbsschnitzel (à 80 g)
Salz
Pfeffer
100 g Doppelrahmfrischkäse
1/2 Bund Bärlauch
2 El Olivenöl
125 ml Fleischbrühe

Zubereitungszeit: ca. 20 Minuten (plus Garzeit)
Pro Portion ca. 260 kcal/1090 KJ
27 g E, 17 g F, 1 g KH, 0,5 KE-BE

1 Die Kalbsschnitzel mit Salz und Pfeffer würzen und mit dem Frischkäse bestreichen. Bärlauch waschen, trocken schütteln und die Blätter abzupfen. Auf den Schnitzeln verteilen.

2 Nun die Schnitzel zusammenrollen und auf gleiche Breite zuschneiden. Je 3 Rouladenstreifen nebeneinander auf langen Holzspießen aufspießen.

3 Das Olivenöl in einer Pfanne erhitzen und die Schnecken darin von jeder Seite etwa 4 Minuten braten. Brühe angießen und die Schnecken-Spieße etwa 15 Minuten garen.

Kalbsrouladen
mit Paprikagemüse

1 Die Schnitzel klopfen und mit Pfeffer und Salz würzen. Jeweils 1 Scheibe Schinken und 2 Aprikosen auf ein Schnitzel legen. Schnitzel zusammenrollen und mit einem Holzstäbchen zusammenstecken.

2 Das Öl in einer Pfanne erhitzen und die Kalbsrouladen darin etwa 5 Minuten braten. Herausnehmen und in eine Auflaufform legen. Den Backofen auf 200 °C (Umluft 180 °C) vorheizen.

3 Die Zwiebel schälen und würfeln. Paprika putzen, waschen, entkernen und ebenfalls würfeln. Zwiebeln und Paprika im Bratfett anschmoren. Gemüsebrühe angießen, alles einmal aufkochen, mit Salz und Pfeffer würzen. Gemüsemischung zu den Rouladen geben und im Ofen etwa 30 Minuten backen. Mit Dill garnieren.

Für 4 Portionen

4 Kalbsschnitzel (à 120 g)
Pfeffer
Salz
4 Scheiben Parmaschinken
8 getrocknete Aprikosen
3 El Olivenöl
1 rote Zwiebel
je 1 rote, grüne und gelbe Paprikaschote
200 ml Gemüsebrühe
1 El frisch gehackter Dill

Zubereitungszeit: ca. 30 Minuten
(plus Schmor- und Bratzeit)
Pro Portion ca. 280 kcal/1180 KJ
28 g E, 12 g F, 13 g KH, 1 KE-BE

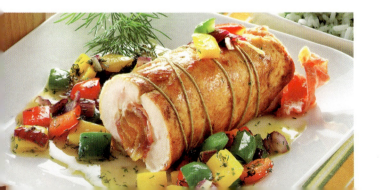

Schnitzelauflauf
mit Tomaten

Für 6 Portionen

4 Schweineschnitzel (à 125 g)
Salz
Pfeffer
1 El edelsüßes Paprikapulver
2 große Tomaten
2 El Rapsöl
1/2 Bund frisch gehacktes Basilikum
200 ml Milch
2 Tl Stärke
1 Tl Senf
2 El Tomatenmark
50 g frisch geriebener Emmentaler

Zubereitungszeit: ca. 30 Minuten (plus Brat- und Backzeit)
Pro Portion ca. 320 kcal/1340 KJ
33 g E, 17 g F, 10 g KH, 1 KE-BE

1. Den Backofen auf 170 °C (Umluft 150 °C) vorheizen. Die Schnitzel klopfen und würzen. Die Tomaten waschen, vom Stielansatz befreien und in Scheiben schneiden.

2. Das Rapsöl in einer Pfanne erhitzen und die Schnitzel darin von beiden Seiten etwa 5 Minuten braten. Schnitzel in eine Auflaufform legen. Mit Tomatenscheiben belegen und diese mit Basilikum, Pfeffer und Salz würzen.

3. Die Stärke mit 4 El Milch glatt rühren. Die restliche Milch erhitzen und mit der angerührten Stärke binden. Mit Senf, Tomatenmark, Pfeffer und Salz abschmecken und die Sauce über die Schnitzel geben. Käse darauf verteilen. Schnitzel im Ofen auf der mittleren Schiene etwa 30 Minuten backen. Dazu passen Nudeln.

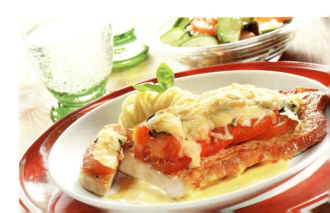

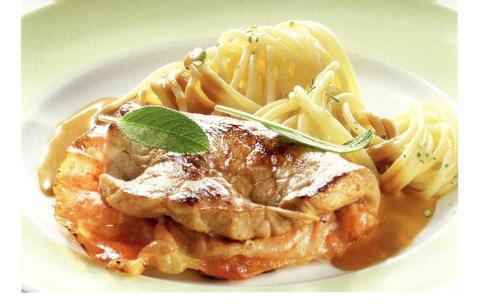

Saltimbocca alla Romana

1 Die Schnitzel leicht klopfen und würzen. Jedes Schnitzel mit 1 Schinkenscheibe und 1 Salbeiblatt belegen und die Schnitzel mit einem Holzstäbchen feststecken.

2 Das Öl in einer Pfanne erhitzen und die Schnitzel darin von jeder Seite 4 Minuten braten. Aus der Pfanne nehmen und warm stellen.

3 Den Wein in den Bratenfond geben und aufkochen. Mit Zitronensaft und Pfeffer abschmecken. Die Saltimbocca mit der Sauce servieren. Dazu passen Nudeln.

Für 4 Portionen

8 kleine Kalbsschnitzel (à 60 g)
Salz
Pfeffer
8 kleine Scheiben roher Schinken
8 frische Salbeiblätter
2 El Rapsöl
100 ml Weißwein
1 El Zitronensaft

Zubereitungszeit: ca. 20 Minuten (plus Bratzeit)
Pro Portion ca. 210 kcal/880 KJ
26 g E, 9 g F, 0 g KH, 0 KE-BE

Hackrollen
mit Ratatouille

Für 6 Portionen

1 grüne Paprikaschote
1 Aubergine
2 Zucchini
4 Tomaten
1 Chilischote
1 Zwiebel
1 Knoblauchzehe
800 g Rinderhackfleisch
Salz
Pfeffer
3 El Olivenöl
1 Tl getrocknete Kräuter der Provence
6 Tl saure Sahne

Zubereitungszeit: ca. 30 Minuten (plus Schmor- und Garzeit)
Pro Portion ca. 300 kcal/1240 KJ
28 g E, 18 g F, 5 g KH, 0,5 KE-BE

1 Paprikaschote, Aubergine und Zucchini putzen. Paprika entkernen, Paprika, Aubergine und Zucchini würfeln. Tomaten von den Stielansätzen befreien und in Stücke schneiden. Chili putzen, entkernen und in Ringe schneiden. Zwiebel und Knoblauch schälen und hacken.

2 Das Hackfleisch mit Chili, Zwiebel, Knoblauch, Salz und Pfeffer mischen und 1 El Eiswasser daruntermischen. Aus dem Teig Röllchen formen und im heißen Öl knusprig braten. Dann herausnehmen und warm stellen.

3 Das Gemüse in die Pfanne geben und unter Rühren etwa 10 Minuten schmoren. Mit Salz, Pfeffer und Kräutern abschmecken. Auf Teller verteilen und mit je 1 Tl saurer Sahne servieren.

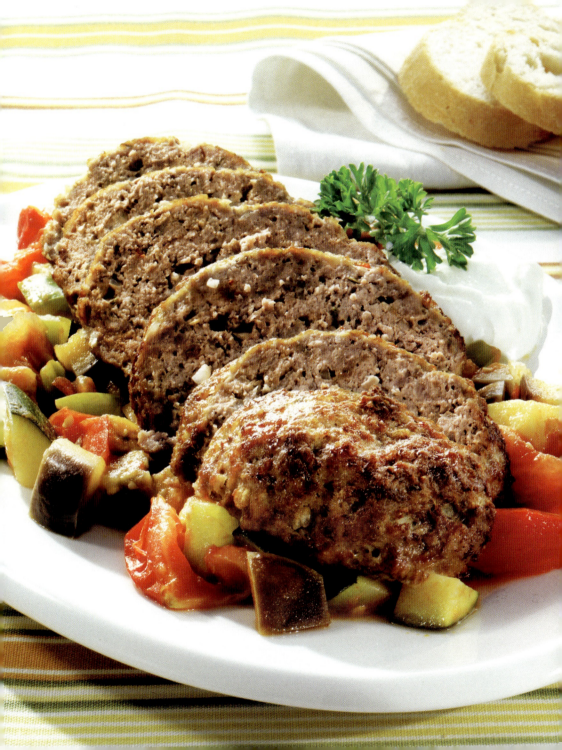

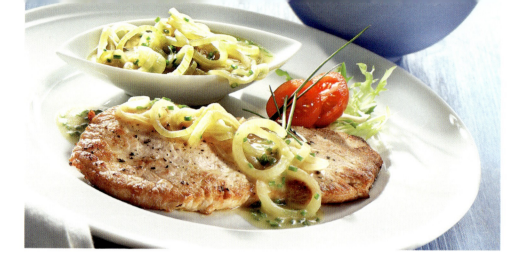

Zwiebelschnitzel

Für 4 Portionen

4 Schweineschnitzel (à 120 g)
Salz
Pfeffer
3 Zwiebeln
3 El Rapsöl
2 El Mehl
125 ml Gemüsebrühe
60 ml Sherry
2 El frische Schnittlauchröllchen

Zubereitungszeit: ca. 35 Minuten
Pro Portion ca. 270 kcal/1150 KJ
27 g E, 14 g F, 5 g KH, 0,5 KE-BE

1 Die Schnitzel flach klopfen und mit Salz und Pfeffer würzen. Die Zwiebeln schälen und in Ringe schneiden.

2 Das Rapsöl in einer Pfanne erhitzen und die Schnitzel darin von beiden Seiten etwa 5 Minuten braten. Aus der Pfanne nehmen und warm stellen.

3 Die Zwiebelringe im Bratfett 3 Minuten glasig schmoren. Das Mehl darüberstäuben und mit Brühe und Sherry ablöschen. Die Sauce unter Rühren leicht andicken lassen. Mit Schnittlauch verfeinern. Die Schnitzel mit der Zwiebelsauce servieren. Dazu passt Kartoffelpüree.

Schnitzelröllchen
mit Pilzfüllung

1. Die Pilze etwa 30 Minuten in heißem Wasser einweichen. Die Frühlingszwiebeln putzen und in Ringe schneiden.

2. Pilze abgießen, das Einweichwasser auffangen und Pilze klein schneiden. Die Schnitzel flach klopfen und mit Salz und Pfeffer würzen. Pilze mit den Zwiebeln und Liebstöckel im heißen Öl kurz anbraten und die Schnitzel damit bestreichen. Zusammenrollen und feststecken.

3. Den Backofen auf 220 °C (Umluft 200 °C) vorheizen. Die Schnitzelröllchen in eine gefettete Auflaufform legen. Aus 200 ml Einweichwasser, Sojacreme und Wein eine Sauce mischen und über die Schnitzelröllchen geben. Im Ofen etwa 60 Minuten backen.

Für 4 Portionen

30 g getrocknete Steinpilze
1/2 Bund Frühlingszwiebeln
4 Schweineschnitzel (à 120 g)
Salz
Pfeffer
2 El frisch gehacktes Liebstöckel
1 El Olivenöl
150 ml Sojacreme
150 ml Weißwein
Fett für die Form

Zubereitungszeit: ca. 30 Minuten (plus Einweich-, Schmor- und Garzeit)
Pro Portion ca. 290 kcal/1220 KJ
27 g E, 16 g F, 3 g KH, 0,5 KE-BE

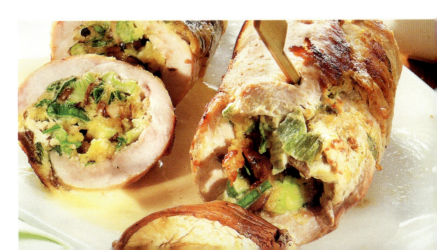

Gefüllte Paprika

Für 4 Portionen

8 große Spitzpaprika
4 Frühlingszwiebeln
2 El Olivenöl
200 g Rinderhackfleisch
3 Chilis (aus dem Glas)
2 kleine Gemüsegurken
200 g gekochte Garnelen
Salz
Pfeffer
2 El Sojasauce
50 g frisch geriebener Cheddar

Zubereitungszeit: ca. 30 Minuten
Pro Portion ca. 280 kcal/1180 KJ
24 g E, 18 g F, 6 g KH, 0,5 KE-BE

1 Paprika waschen, trocken reiben und unter dem Backofengrill etwa 6 Minuten unter mehrmaligem Wenden rösten. Die Haut abziehen. Frühlingszwiebeln putzen und hacken.

2 Das Öl in einer Pfanne erhitzen und der Zwiebeln darin andünsten. Das Hackfleisch hinzufügen und krümelig braten. Chilis abtropfen lassen und hacken. Gurken schälen und fein würfeln. Beides zum Hackfleisch geben und etwa 3 Minuten mitschmoren. Garnelen unterheben, erhitzen und alles mit Salz, Pfeffer und Sojasauce abschmecken.

3 Die Paprikaschoten aufschneiden, die Kerne entfernen. Die Hackfleischmasse hineinfüllen, den Käse darüber streuen. Die Schoten unter dem heißen Grill etwa 3 Minuten überbacken.

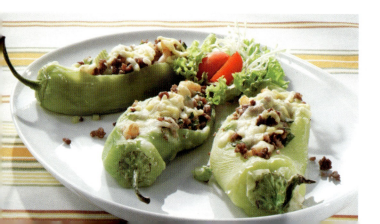

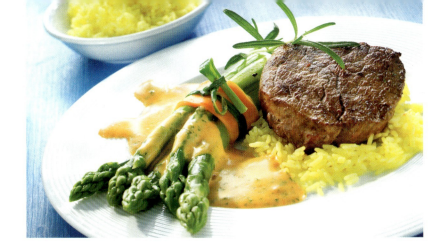

Rinderfilet mit Spargel

1. Spargel im unteren Drittel schälen, die Enden abschneiden und die Spargelstangen in kochendem Salzwasser bissfest garen. Abgießen, abtropfen lassen und warm stellen.

2. Die Butter in einem Topf zerlassen und etwas abkühlen lassen. Eigelb und Weißwein im Wasserbad schaumig rühren. Die zerlassene Butter nach und nach unter die Eimasse rühren. Petersilie und Tomatenmark unterheben und mit Salz, Pfeffer und Zitronensaft abschmecken. Die Sauce warm halten.

3. Das Öl in einer Pfanne erhitzen und das Fleisch darin von beiden Seiten etwa 3 Minuten braten. Salzen und pfeffern. Fleisch mit Spargel und Sauce servieren. Dazu Reis reichen.

Für 4 Portionen

800 g grüner Spargel
1 Tl Salz
50 g Butter
1 Eigelb
El Weißwein
1/2 Bund frisch gehackte Petersilie
1 Tl Tomatenmark
Pfeffer
Zitronensaft
1 El Rapsöl
4 Scheiben Rinderfilet (à 150 g)

Zubereitungszeit: ca. 40 Minuten (plus Gar- und Bratzeit)
Pro Portion ca. 410 kcal/1720 KJ
34 g E, 28 g F, 5 g KH, 0,5 KE-BE

Hauptgerichte

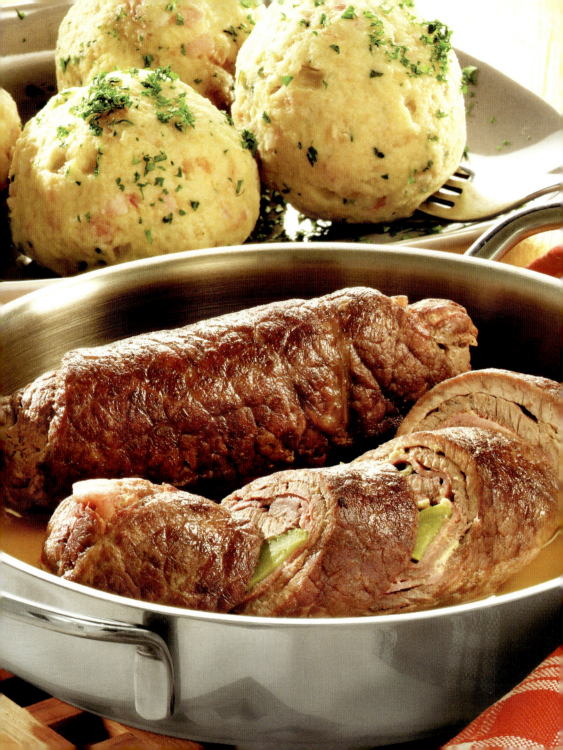

Rinderrouladen
ganz klassisch

Für 4 Portionen

4 Rinderrouladen
Salz
4 Gewürzgurken
2 El Kapern
ca. 4 El scharfer Senf
4 Scheiben gekochter Schinken
2 El Rapsöl
125 ml Rotwein
375 ml Rinderbrühe

Zubereitungszeit: ca. 20 Minuten
(plus Schmorzeit)
Pro Portion ca. 290 kcal/1120 KJ
31 g E, 13 g F, 1 g KH, 0 KE-BE

1 Die Rouladen auf einer Arbeitsfläche flach klopfen und salzen. Die Gurken längs in Scheiben schneiden. Kapern hacken.

2 Rouladen dünn mit Senf bestreichen, dann mit einer Scheibe Schinken belegen, darauf Gurkenscheiben und Kapern geben. Die Rouladen zusammenrollen und mit Rouladennadeln feststecken. Den Backofen auf 160 °C (Umluft 140 °C) vorheizen.

3 Rapsöl in einer Pfanne erhitzen und die Rouladen darin von allen Seiten gut anbraten. Dann in einen Bräter legen. Den Bratensatz mit Rotwein ablöschen, aufkochen und mit der Rinderbrühe über die Rouladen geben.

4 Die Rouladen im Ofen etwa 60 Minuten schmoren. Rouladen mit dem Bratensaft servieren. Dazu passen Knödel.

Rindfleisch
nach Szechuan-Art

Für 4 Portionen

500 g Rindfleisch
4 El Sojasauce
2 Zwiebeln
2 Knoblauchzehen
je 1 gelbe und grüne Paprikaschote
2 Chilischoten
1 kleine Stange Lauch
1 kleine Aubergine
1 Stück frischer Ingwer (ca. 3 cm)
1 El Rapsöl
Salz
Pfeffer
1 Tl Reisessig
2 El Reiswein

Zubereitungszeit: ca. 30 Minuten
Pro Portion ca. 230 kcal/980 KJ
30 g E, 9 g F, 8 g KH, 0,5 KE-BE

1 Rindfleisch in dünne Scheiben schneiden und in der Sojasauce ziehen lassen.

2 Zwiebeln und Knoblauch schälen, Zwiebeln in feine Ringe schneiden. Paprikaschoten und Chili putzen, waschen und klein hacken. Lauch putzen, waschen und in feine Streifen schneiden. Aubergine putzen, waschen und würfeln. Ingwer schälen und klein hacken.

3 Öl im Wok erhitzen. Rindfleisch bei starker Hitze unter ständigem Rühren darin anbraten. Salzen und Pfeffern. Herausnehmen und beiseitestellen.

4 Danach die Auberginen, Zwiebeln, Ingwer und das restliche Gemüse anbraten, Knoblauch dazupressen. Alles bei starker Hitze pfannenrühren. Fleisch untermischen. Mit Reisessig, Reiswein, Salz und Pfeffer abschmecken. Dazu passt Reis.

TIPP: Anstelle von Rindfleisch können Sie auch Puten- oder Hähnchenfleisch nehmen. Falls Sie keinen Reiswein haben, können Sie alternativ Sherry verwenden.

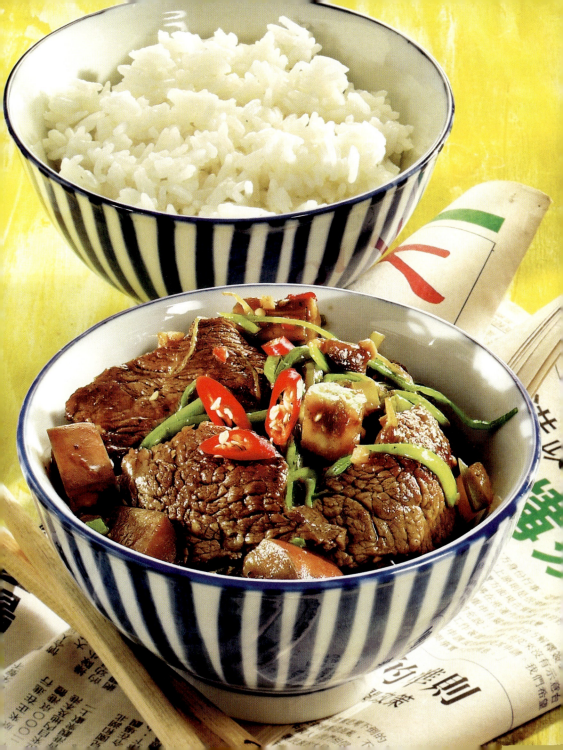

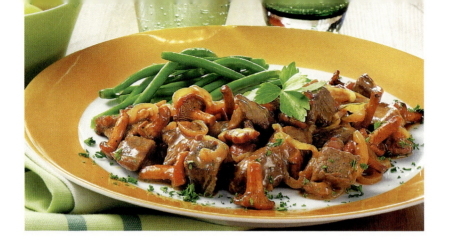

Lammragout mit Pilzen

Für 4 Portionen

800 g Lammfleisch (Schulter oder Keule)
250 g Zwiebeln
200 g Tomaten
Salz
Pfeffer
100 ml Weißwein
250 ml Fleischbrühe
200 g Pfifferlinge
4 El Sahne
1 Tl Zitronensaft
4 El frisch gehackte Petersilie

Zubereitungszeit: ca. 30 Minuten (plus Schmor- und Garzeit)
Pro Portion ca. 470 kcal/1980 KJ
40 g E, 30 g F, 6 g KH, 0,5 KE-BE

1 Das Fleisch in mundgerechte Würfel schneiden. Zwiebeln schälen und in Ringe schneiden. Tomaten häuten, entkernen und klein schneiden.

2 Rapsöl in einem Bräter erhitzen, die Zwiebelringe darin andünsten. Das Fleisch hinzufügen und von allen Seiten anbraten. Die Tomaten zugeben und alles etwa 5 Minuten schmoren. Mit Salz und Pfeffer würzen und mit Weißwein ablöschen. Mit so viel Brühe auffüllen, dass das Fleisch bedeckt ist. Bei geringer Temperatur etwa 45 Minuten gar schmoren.

3 15 Minuten vor Ende der Garzeit die Pilze putzen und klein schneiden. Zum Fleisch geben und mitschmoren. Nach Ende der Garzeit die Sahne in das Ragout rühren und mit Zitronensaft, Petersilie, Salz und Pfeffer abschmecken.

Lammmedaillons

1 Die Medaillons auf einer Arbeitsfläche mit den Händen etwas flach drücken. Dann mit Salz und Pfeffer würzen. 1 El Olivenöl in einer Pfanne erhitzen und die Medaillons darin von beiden Seiten etwa 3 Minuten braten. Aus der Pfanne nehmen und warm stellen.

2 Den Bratensatz mit Rotwein aufkochen und Crème fraîche dazugeben. Kräuter waschen, trocken schütteln, in die Sauce geben und aufkochen. Die Sauce durchsieben, mit Salz und Pfeffer abschmecken und über die Medaillons gießen.

3 Die Zwiebel schälen und fein hacken. Die Pfifferlinge gründlich putzen. Restliches Öl erhitzen und Zwiebel mit Pilzen darin anschmoren. Zu den Medaillons servieren.

Für 4 Portionen

8 Medaillons vom Lamm (à 60 g)
Salz
Pfeffer
2 El Olivenöl
125 ml trockener Rotwein
50 g Crème fraîche
1 Zweig Rosmarin
1 Zweig Thymian
1 Zwiebel
500 g frische Pfifferlinge

Zubereitungszeit: ca. 30 Minuten
Pro Portion ca. 280 kcal/1160 KJ
27 g E, 16 g F, 2 g KH, 0 KE-BE

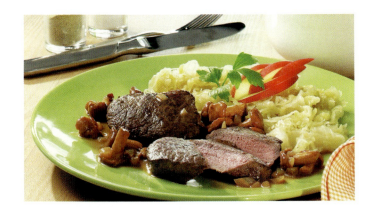

Hauptgerichte

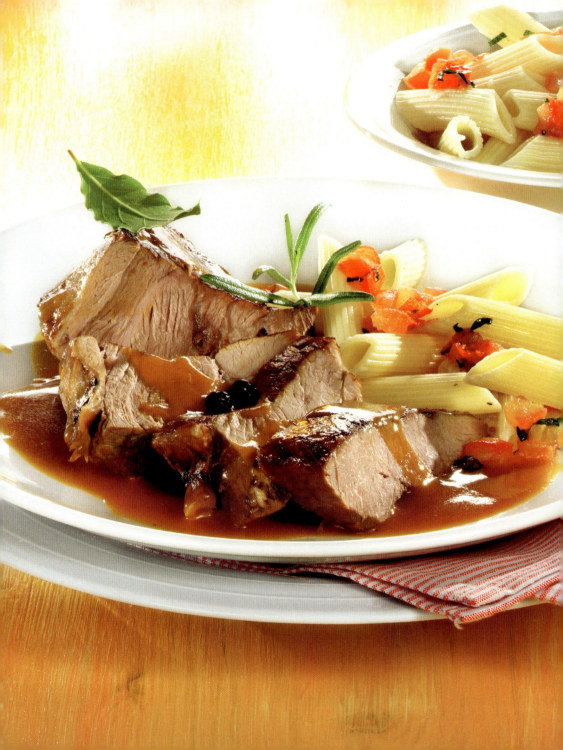

Rehkeule
Toskana

Für 4 Portionen

800 g ausgelöstes Rehfleisch
700 ml Rotwein
2 Lorbeerblätter, 3 Nelken
5 Pfefferkörner
1/2 Tl getrockneter Thymian
1 Tl Rosmarin
Salz, Pfeffer
2 Bund Suppengrün
2 Zwiebeln
1 Knoblauchzehe
500 g Tomaten
2 El Olivenöl
2 El Mehl
200 ml Wildfond
4 El Sahne

Zubereitungszeit: ca. 30 Minuten
(plus Marinier- und Garzeit)
Pro Portion ca. 370 kcal/1550 KJ
45 g E, 12 g F, 9 g KH, 0,5 KE-BE

1 Das Rehfleisch in 4 Stücke schneiden. Aus Rotwein, Lorbeerblättern, Nelken, Pfefferkörnern und Kräutern eine Marinade herstellen. Die Fleischstücke 3 Tage darin marinieren.

2 Fleisch herausnehmen, abtupfen und mit Salz und Pfeffer einreiben. Suppengrün putzen, waschen, schälen und klein schneiden. Zwiebeln und Knoblauch schälen und hacken. Tomaten von den Stielansätzen befreien und in Stücke schneiden.

3 Olivenöl in einem Bräter erhitzen und die Rehstücke darin von allen Seiten anbraten. Gemüse, Zwiebeln und Knoblauch zufügen und mitschmoren. Das Fleisch mit Mehl bestäuben und mit der Hälfte Rotweinmarinade ablöschen. Wildfond zugießen und das Fleisch etwa 60 Minuten schmoren. Fleisch aus dem Bräter nehmen, die Sauce pürieren. Mit Sahne abschmecken.

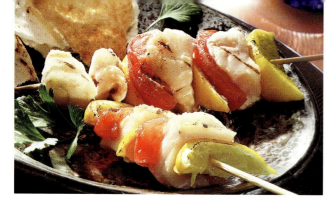

Fischspieße

Für 4 Portionen

2 Knoblauchzehen
1 Prise Salz
1/2 Tl Paprikapulver
1 Bund Koriandergrün
1/2 Bund Petersilie
1/2 Tl gemahlener Kreuzkümmel
schwarzer Pfeffer
1 Zitrone
1 Tl Essig
1 El Olivenöl
600 g Rotbarschfilet
4 Tomaten
2 Zitronen

Zubereitungszeit: ca. 30 Minuten (plus Marinierzeit)
Pro Portion ca. 190 kcal/790 KJ
27 g E, 4 g F, 8 g KH, 0,5 KE-BE

1 Aus Knoblauch, Paprika und Salz im Mörser oder Mixer eine Paste zubereiten. Die restlichen Gewürze nach und nach zugeben und ebenfalls zermahlen. Die Zitrone auspressen und den Saft mit Essig und Öl hinzugeben und alles zu einer homogenen Paste verarbeiten. Die Paste auf kleiner Flamme etwas erwärmen, damit sich die Aromen voll entfalten können. Nicht kochen lassen! Die Paste abkühlen lassen.

2 Das Fischfilet waschen, trocknen und in Würfel schneiden. Mit der Paste bedecken und einige Stunden marinieren lassen.

3 Die Tomaten und die Zitronen in Spalten schneiden und abwechselnd mit den Fischwürfeln auf Spieße stecken. Auf dem Grill von allen Seiten gleichmäßig grillen. Dazu passt Fladenbrot.

Lammspieße vom Grill

1 Das Fleisch gut waschen und trocken tupfen und in mundgerechte Stücke (etwa 4 x 4 cm) schneiden.

2 Die Zwiebeln schälen und vierteln. Die Paprikaschoten putzen, waschen, entkernen und in große Stücke schneiden.

3 Das Öl mit dem Zitronensaft, Oregano, Paprikapulver, Salz und Pfeffer mischen, den Knoblauch schälen, dazudrücken und die Fleischwürfel darin marinieren. Abgedeckt etwa 4–5 Stunden ziehen lassen.

4 Die Lammwürfel aus der Marinade nehmen und vorsichtig abtupfen. Die Marinade beiseitestellen. Nun die Fleischwürfel mit Paprika- und Zwiebelstücken abwechselnd auf Metallspieße stecken.

5 Die Spieße mit der Marinade einstreichen. Den Backofengrill auf höchste Stufe vorheizen und die Fleischspieße darunter etwa 10 Minuten grillen, dann erneut mit Marinade einpinseln und weitere 15 Minuten grillen, bis das Fleisch außen gut durchgebraten und innen leicht rosa ist.

Für 4 Portionen

600 g Lammlachse
3 rote Zwiebeln
2 rote Paprikaschoten
2 El Olivenöl
Saft von 1 Zitrone
1 Tl getrockneter Oregano
1/2 Tl edelsüßes Paprikapulver
Salz
schwarzer Pfeffer
2 Knoblauchzehen

Zubereitungszeit: ca. 30 Minuten
(plus Marinier- und Grillzeit)
Pro Portion ca. 290 kcal/1220 KJ
33 g E, 12 g F, 11 g KH, 1 KE-BE

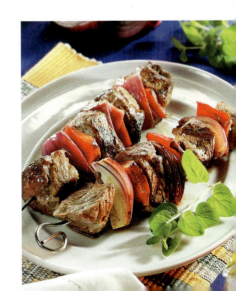

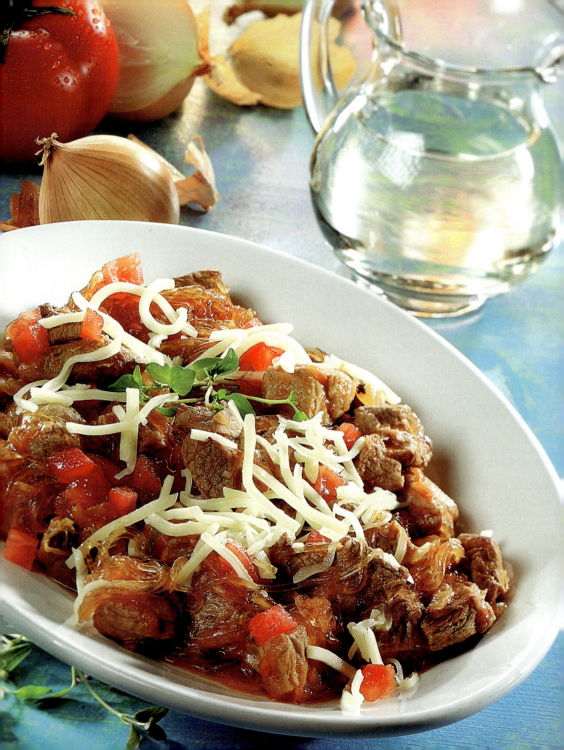

Lammtopf mit Reisnudeln

Für 4 Portionen

750 g Lammkeule ohne Knochen
500 g Tomaten
2 Zwiebeln
2 Knoblauchzehen
2 El Olivenöl
125 ml Lammfond
Salz
schwarzer Pfeffer
1 Bund frischer Thymian
250 ml trockener Weißwein
200 g Reisnudeln
50 g frisch geriebener Käse

Zubereitungszeit: ca. 30 Minuten (plus Garzeit)
Pro Portion ca. 700 kcal/2920 KJ
46 g E, 33 g F, 42 g KH, 4 KE-BE

1 Das Fleisch gut waschen und trocken tupfen. Dann in Würfel schneiden. Den Backofen auf 200 °C (Umluft 180 °C) vorheizen.

2 Die Tomaten kreuzweise einritzen, mit kochendem Wasser überbrühen, häuten, von Stielansätzen und Kernen befreien und in Würfel schneiden. Zwiebeln und Knoblauch schälen und fein hacken.

3 Das Öl in einem großen Topf erhitzen und die Fleischwürfel darin von allen Seiten gut anbraten. Zwiebeln und Knoblauch zufügen und mitschmoren.

4 Tomaten zufügen und den Lammfond angießen. Mit Salz und Pfeffer abschmecken. Thymian waschen, trocknen und die Blättchen fein hacken. Zum Fleisch geben und alles abgedeckt im Ofen etwa 1 Stunde garen.

5 Nach Ende der Garzeit 250 ml Wasser sowie den Weißwein zugießen und die Reisnudeln einrühren. Alles weitere 30 Minuten garen. Bei Bedarf etwas Wasser nachgießen. Mit Salz und Pfeffer würzen und mit Käse bestreut servieren.

Spargel mit Gemüseragout

Für 4 Portionen

1,5 kg weißer Spargel
Salz
350 g Pfifferlinge
1 El Rapsöl
250 g Mungobohnensprossen
2 El Crème fraîche
je 2 El frisch gehackter Dill und Schnittlauch
2 El frisch gehackte Petersilie
Pfeffer

Zubereitungszeit: ca. 30 Minuten (plus Garzeit)
Pro Portion ca. 150 kcal/630 KJ
10 g E, 7 g F, 10 g KH, 1 KE-BE

1 Den Spargel waschen, schälen, die Enden abschneiden und die Stangen in kochendem Salzwasser bissfest garen. Dann herausnehmen, abtropfen lassen und warm stellen. Kochsud aufbewahren.

2 Die Pfifferlinge putzen, waschen und abtropfen lassen. Öl in einer Pfanne erhitzen und die Pilze darin kurz andünsten. 250 ml Spargelfond zugeben und aufkochen lassen. Die Bohnensprossen waschen und zu den Pilzen geben. Alles etwa 5 Minuten köcheln.

3 Zuletzt die Crème fraîche mit den Kräutern in das Gemüseragout rühren und mit Salz und Pfeffer abschmecken. Spargel mit Gemüse anrichten, dazu Kartoffeln reichen.

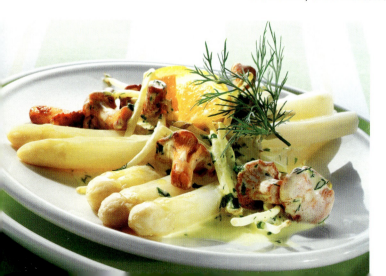

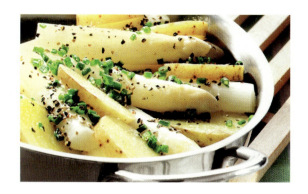

Spargel
mit neuen Kartoffeln

1 Den Spargel waschen, schälen, die Enden abschneiden und die Stangen in kochendem Salzwasser bissfest garen. Herausnehmen, abtropfen lassen und im Ofen warm stellen.

2 Die Kartoffeln gründlich bürsten, waschen und in der Schale in kochendem Wasser etwa 20 Minuten garen. Abgießen und ausdämpfen lassen. Die Butter in einem Pfännchen schmelzen. Schnittlauch waschen, trocken schütteln und in Röllchen schneiden.

3 Schnittlauchröllchen bis auf 1 El in die Butter streuen. Mit Salz und Pfeffer würzen. Den Spargel mit den neuen Kartoffeln in der Schale und der Butter servieren. Mit restlichen Schnittlauchröllchen bestreuen.

Für 4 Portionen

2 kg Spargel
Salz
800 g neue Kartoffeln
50 g Butter
1/2 Bund Schnittlauch
Pfeffer

Zubereitungszeit: ca. 20 Minuten
(plus Garzeit)
Pro Portion ca. 320 kcal/1330 KJ
13 g E, 11 g F, 38 g KH, 3,5 KE-BE

Gemischtes Gemüse
in Kokosmilch

Für 6 Portionen

1 Zucchini
200 g Weißkohl
250 g Blumenkohl
1 Möhre
1 gelbe Paprikaschote
1/2 Bund Frühlingszwiebeln
100 g Sojabohnensprossen
100 g Bambussprossen
(aus der Dose)
1 Schalotte
3 Knoblauchzehen
1 Tl Garnelenpaste
1 Tl Sambal Oelek
Salz
1/4 Tl getrocknete Chili
1 El Erdnussöl
400 ml Kokosmilch
Pfeffer

Zubereitungszeit: ca. 30 Minuten
(plus Garzeit)
Pro Portion ca. 120 kcal/490 KJ
5 g E, 4 g F, 14 g KH, 1 KE-BE

1 Das Gemüse putzen, waschen und trocknen. Zucchini in Scheiben, Weißkohl in Streifen schneiden. Blumenkohl in Röschen teilen, Möhre und Paprika in Stücke schneiden oder würfeln. Frühlingszwiebeln in 4 cm lange Stücke schneiden. Sojasprossen gründlich waschen. Bambussprossen in einem Sieb abtropfen lassen.

2 Schalotte und Knoblauch schälen und fein hacken. Schalotte, Knoblauch und Garnelenpaste mit Sambal Oelek und Salz zu einer dicken Paste mischen. Chili hacken und untermengen.

3 Das Öl in einer gusseisernen Pfanne oder im Wok erhitzen und die Paste darin unter Rühren etwa 3 Minuten schmoren. 200 ml Wasser und die Kokosmilch zugießen, aufkochen, dann das Gemüse hinzufügen und unterrühren. Pfanne oder Wok abdecken und das Gemüse etwa 10 Minuten garen. Mit Salz und Pfeffer abschmecken. Mit Reis servieren.

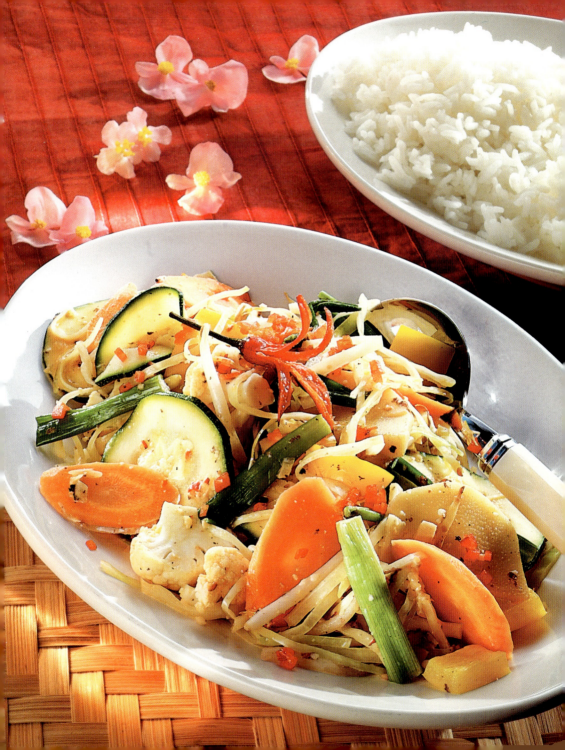

Scharfes Wok-Gemüse

Für 4 Portionen

450 g Brokkoli
200 g Möhren
200 g Stangensellerie
2 Stängel frisches Zitronengras
2 Schalotten
2 Knoblauchzehen
2 El Sesamöl
Salz
Pfeffer
2 El Reiswein
1 El Chilibohnensauce
2 Tl Austernsauce
1 1/2 Tl rote Currypaste

Zubereitungszeit: ca. 30 Minuten (plus Schmorzeit)
Pro Portion ca. 110 kcal/460 KJ
4 g E, 6 g F, 9 g KH, 0,5 KE-BE

1 Den Brokkoli waschen und in Röschen teilen, die Möhre schälen und diagonal in Streifen schneiden, den Sellerie putzen, waschen und in Stücke oder Streifen schneiden. Das Zitronengras bis auf die Enden schälen und diese dann in Scheiben schneiden.

2 Die Schalotten schälen und fein würfeln, den Knoblauch schälen und fein hacken. Das Öl in einem Wok erhitzen und gut verteilen. Zitronengras, Schalotten und Knoblauch darin etwa 1 Minute anschmoren, mit Salz und Pfeffer würzen. Dann das Gemüse zugeben und alles weitere 4 Minuten unter Rühren schmoren.

3 Reiswein und Bohnensauce zufügen und weiterrühren. Den Wokinhalt mit der Austernsauce mischen. Die Currypaste mit 200 ml Wasser mischen und zum Gemüse geben. Bei mittlerer Temperatur das Gemüse noch 4 Minuten rührend köcheln und die Flüssigkeit etwas einkochen lassen, dann servieren. Dazu passen Reis oder Glasnudeln.

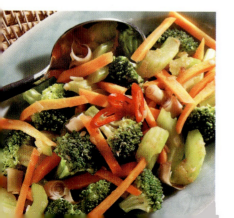

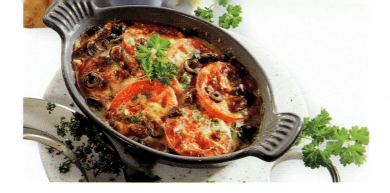

Mediterranes Kartoffelgratin

1 Die Kartoffeln waschen, schälen und in hauchdünne Scheiben schneiden. Anschließend in dem Kalbsfond ca. 6 Minuten garen. Die Putenbrust in Streifen schneiden. Eine ofenfeste Form mit Butter ausstreichen. Den Backofen auf 180 °C vorheizen. Die Kartoffeln abtropfen lassen und locker in die Form schichten. Die Putenbruststreifen darauf verteilen.

2 Die Tomaten waschen, trocknen und in Scheiben schneiden. Die Petersilie waschen, trocken schütteln und fein hacken. Die Oliven abtropfen lassen und in Scheiben schneiden. Den Knoblauch schälen und durchpressen. Die Zutaten miteinander vermengen. Mit Salz, Pfeffer und Zitronensaft würzen und über den Putenbruststreifen verteilen.

3 Den Roquefort mit einer Gabel zerdrücken und mit der Sahne verrühren. Die Käsemasse auf das Gratin streichen und alles im Backofen auf der mittleren Schiene etwa 30 Minuten backen.

Für 4 Portionen

800 g Kartoffeln
500 ml Kalbsfond
150 g geräucherte Putenbrust
150 g Tomaten
1/2 Bund Petersilie
50 g schwarze Oliven ohne Kern
2 Knoblauchzehen
Salz
Pfeffer aus der Mühle
1 Spritzer Zitronensaft
150 g Roquefort
50 ml Sahne

Zubereitungszeit: ca. 25 Minuten (plus Backzeit)
Pro Portion ca. 410 kcal/1730 KJ
23 g E, 21 g F, 32 g KH, 3 KE-BE

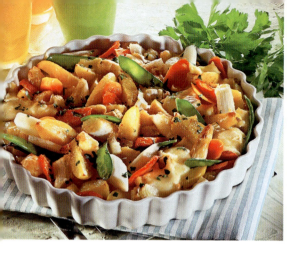

Frisches Gemüsegratin

Für 4 Portionen

500 g vorwiegend fest-kochende Kartoffeln
Salz
250 g weißer Spargel
1 Kohlrabi
300 g Möhren
200 g Zuckerschoten
1 Bund Petersilie
6 El Gemüsebrühe
150 g Ziegencamembert
2 Zwiebäcke

Zubereitungszeit: ca. 25 Minuten (plus Gar- und Backzeit)
Pro Portion ca. 290 kcal/1220 KJ
16 g E, 9 g F, 34 g KH, 3 KE-BE

1 Die Kartoffeln kochen, abgießen, pellen, in Spalten schneiden und mit Salz bestreuen.

2 Den Spargel schälen und die holzigen Enden abschneiden. Spargel in Stücke schneiden und in Salzwasser bissfest garen. Kohlrabi und Möhren schälen, Kohlrabi in Stücke, Möhren in Scheiben schneiden. Beides in Salzwasser bissfest garen. Zuckerschoten putzen und in Salzwasser blanchieren. Petersilie waschen, trocken schütteln und hacken.

3 Kartoffeln, Gemüse und Petersilie in eine gefettete Form geben und mit Brühe beträufeln. Den Käse in Stücken darüber verteilen. Den Zwieback fein zerbröseln und über das Gratin streuen. Das Gratin im vorgeheizten Backofen bei 200 °C ca. 30 Minuten überbacken.

Bunte Gemüsespagetti

1 Die Möhren waschen und schälen, Zucchini putzen, waschen und trocknen. Beides längs in Scheiben, dann in feine Streifen schneiden.

2 Die Nudeln in reichlich kochendem Salzwasser bissfest garen, anschließend abgießen und abtropfen lassen.

3 Die Zitrone mit heißem Wasser abspülen, trocknen und die Schale mit dem Zestenreißer dünn abhobeln. Den Knoblauch schälen und in feine Würfel schneiden. Basilikum putzen, waschen, trocknen und fein hacken. Die Avocado halbieren und den Stein entfernen. Danach das Fleisch herauslösen und mit einer Gabel zerdrücken.

4 Das Öl erhitzen und die Knoblauchwürfel darin anschwitzen. Die Möhrenstreifen und nach etwa 2 Minuten die Zucchinistreifen zugeben. Kurz dünsten, mit Cognac ablöschen und das Avocadofleisch zugeben. Mit Salz und Pfeffer abschmecken und mit Joghurt verfeinern. Die Nudeln unter die Gemüsesauce mengen und auf vorgewärmten Tellern anrichten. Mit Basilikum und Zitronenzesten garnieren und sofort servieren.

Für 4 Portionen

2 Möhren
1 Zucchini
300 g Spaghetti
Salz
1 unbehandelte Zitrone
2 Knoblauchzehen
1/2 Bund Basilikum
1 reife Avocado
2 El Olivenöl
1 El Cognac
Pfeffer
150 g Joghurt (1,5 % Fett)

Zubereitungszeit: ca. 35 Minuten
Pro Portion ca. 510 kcal/2140 KJ
13 g E, 20 g F, 66 g KH, 6 KE-BE

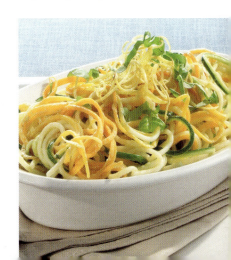

Hähnchen in Ingwersauce

Für 6 Portionen

400 g Hähnchenbrustfilet
1 Stück frischer Ingwer (3 cm)
3 Knoblauchzehen
2 El Sesamöl
Salz
Pfeffer
Ingwer- und Korianderpulver
3 El Gewürzketchup
40 ml trockener Sherry
20 ml Pflaumenschnaps
1/2 Bund Koriandergrün
Tabasco

Zubereitungszeit: ca. 30 Minuten
Pro Portion ca. 170 kcal/730 KJ
24 g E, 6 g F, 3 g KH, 0 KE-BE

1 Das Hähnchenbrustfilet waschen, trocknen und in Streifen schneiden. Den Ingwer schälen und fein reiben. Die Knoblauchzehen schälen und würfeln.

2 Das Öl im Wok erhitzen und die Fleischstreifen mit dem Ingwer und den Knoblauchwürfeln unter Rühren ca. 5–6 Minuten anbraten. Mit Salz, Pfeffer, Ingwer- und Korianderpulver würzen.

3 Ketchup, Sherry und Pflaumenschnaps in den Wok geben und weitere 3–5 Minuten bei milder Hitze garen. Den Koriander waschen, trocknen und die Blättchen abzupfen.

4 Das Hähnchen mit Tabasco verfeinern und mit Koriander garniert servieren.

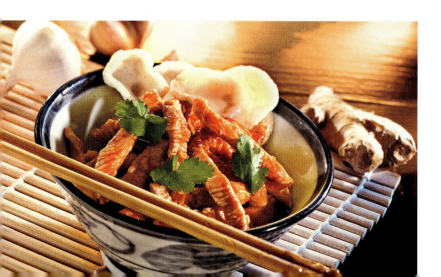

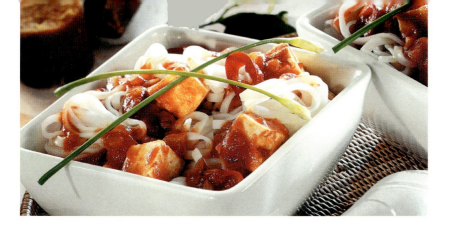

Reisnudeln mit Tofu

1 Den Fond erhitzen und die Reisnudeln darin ca. 10 Minuten ausquellen lassen. Den Tofu in Würfel schneiden. Die Chilischoten waschen, längs halbieren, entkernen und in Ringe schneiden. Das Öl erhitzen und den Tofu mit den Chilischoten darin andünsten.

2 Das Zitronengras waschen, trocknen und dazugeben. Den Ingwer schälen und reiben. Die Schalotten schälen, in Würfel schneiden und mit dem Ingwer zum Tofu geben. Die Limettenblätter waschen, trocknen und fein hacken. Blätter, Tomatensaft, Fischsauce und Zitronensaft dazugeben.

3 Den Knoblauchschnittlauch waschen und trocknen. Die Reisnudeln mit dem Tofu mischen. Alles in Schälchen anrichten und mit Knoblauchschnittlauch garniert servieren.

Für 4 Portionen

400 ml Asiafond
300 g schmale Reisnudeln
500 g Tofu
3 rote Chilischoten
2 El Sesamöl
2 Stängel Zitronengras
1 frisches Stück Ingwer (1 cm)
8 Schalotten
3 Kaffir-Limettenblätter
3 El Tomatensaft
3 El Fischsauce
2 El Zitronensaft
Knoblauchschnittlauch zum Garnieren

Zubereitungszeit: ca. 35 Minuten
Pro Portion ca. 430 kcal/1810 KJ
20 g E, 11 g F, 61 g KH, 6 KE-BE

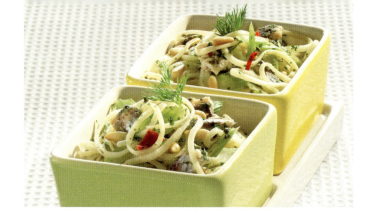

Linguine mit Sardinen

Für 2 Portionen

8 filetierte Sardinen
1 Fenchelknolle
2 Knoblauchzehen
1/2 rote Chilischote
2 El Olivenöl
350 g Linguine
Salz
abgeriebene Schale von
1 unbehandelten Zitrone
1 El Zitronensaft
2 El geröstete Pinienkerne
3 El frisch gehackte Petersilie
Pfeffer

Zubereitungszeit: ca. 30 Minuten
(plus Garzeit)
Pro Portion ca. 480 kcal/2020 KJ
25 g E, 11 g F, 69 g KH, 6,5 KE-BE

1 Die Sardinenfilets waschen, trocknen und grob hacken. Den Fenchel putzen, waschen und in dünne Scheiben hobeln. Knoblauch schälen und in dünne Scheiben schneiden. Chilischote waschen, trocknen und fein würfeln.

2 Das Olivenöl erhitzen, Knoblauch und Chiliwürfel hinzufügen und dünsten. Anschließend den Fenchel zugeben, weitere 5 Minuten dünsten und dann die Sardinen untermischen. Weitere 4 Minuten garen.

3 Die Nudeln nach Packungsanweisung in reichlich Salzwasser bissfest garen. Abgießen und abtropfen lassen. Zitronenschale und -saft, Pinienkerne, Petersilie, Salz und Pfeffer unter die Sardinen mischen. Das Sardinen-Fenchel-Ragout unter die Nudeln mengen und sofort servieren.

Tortelliniauflauf mit Pilzen

1 Die Pilze putzen und feucht abreiben. Dann in dicke Scheiben schneiden. Zwiebel und Knoblauch schälen und fein würfeln.

2 2 El Öl erhitzen, Zwiebel und Knoblauch darin glasig dünsten. Oregano unterheben. Die Pilze hinzugeben und 3 Minuten unter Rühren weiterdünsten. Die Tomaten abtropfen lassen, den Sud auffangen. Das Fruchtfleisch würfeln.

3 Die Pilze mit dem Mehl bestäuben, anschwitzen lassen und anschließend mit dem Rotwein unter Rühren ablöschen. Die Tomatenwürfel mit Sud hinzufügen und das Ganze mit Salz und Pfeffer abschmecken. Weitere 10 Minuten bei mittlerer Hitze kochen.

4 Den Backofen auf 200 °C (Umluft 180 °C) vorheizen. Die Nudeln in reichlich kochendem Salzwasser nach Packungsanweisung bissfest garen. Dann abgießen und abtropfen lassen.

5 Die Tortellini in eine feuerfeste Form geben. Die Pilzsauce daruntermischen. Den Gouda reiben und auf dem Auflauf verteilen. Den Auflauf auf mittlerer Schiene ca. 30 Minuten backen.

Für 4 Portionen

500 g Steinpilze
1 Zwiebel
2 Knoblauchzehen
2 El Olivenöl
2 Tl gerebelter Oregano
600 g geschälte Tomaten (aus der Dose)
3 El Mehl
100 ml trockener Rotwein
Salz
Pfeffer
300 g Tortellini
80 g Gouda

Zubereitungszeit: ca. 30 Minuten (plus Garzeit)
Pro Portion ca. 420 kcal/1750 KJ
20 g E, 9 g F, 60 g KH, 6 KE-BE

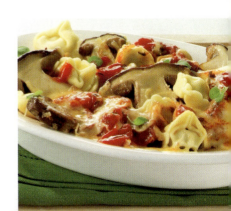

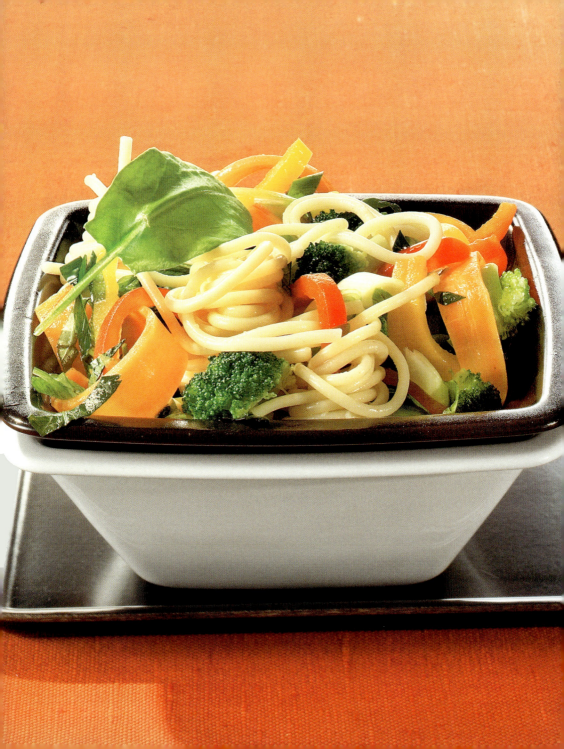

Spaghetti Primavera

Für 4 Portionen

je 1 rote und gelbe Paprikaschote
150 g Möhren
300 g Brokkoli
1 Bund glatte Petersilie
1 Bund Basilikum
10 Sauerampferblätter
1 Bund Frühlingszwiebeln
200 g Spaghetti
Salz
3 El Olivenöl
3 El Zitronensaft
Pfeffer

Zubereitungszeit: ca. 45 Minuten
Pro Portion ca. 330 kcal/1420 KJ
10 g E, 9 g F, 52 g KH, 5 KE-BE

1 Die Paprikaschoten vierteln, entkernen, waschen, trocknen und unter dem vorgeheizten Backofengrill mit der Hautseite nach oben rösten, bis die Haut schwarz wird und Blasen wirft. In einer mit einem feuchten Tuch abgedeckten Schüssel 10 Minuten ausdämpfen lassen. Anschließend häuten und in feine Streifen schneiden.

2 Die Möhren schälen und in sehr dünne Scheiben schneiden. Den Brokkoli in sehr kleine Röschen zerteilen. Petersilie und Basilikum waschen, trocken schütteln und die Blättchen abzupfen. Kräuter und Sauerampfer grob hacken. Frühlingszwiebeln putzen und in feine Scheiben schneiden.

3 Die Spaghetti nach Packungsanweisung in reichlich Salzwasser bissfest garen, in den letzten 4 Minuten Möhren und Brokkoli mitkochen. Abgießen und in einer Schüssel mit Öl, Zitronensaft, Paprika, Frühlingszwiebeln und Kräutern mischen. Mit Salz und Pfeffer würzen, nach Belieben heiß oder kalt servieren.

Penne mit Scampi

Für 4 Portionen

16 frische Scampi oder Garnelen in der Schale
1 Möhre
1 Selleriestange
1 kleine Zwiebel
Salz
100 g Rotbarbenfilet
2 Stängel Petersilie
1 El Olivenöl
1 Knoblauchzehe
2 El frisch gehackte Petersilie
weißer Pfeffer
300 g Penne
2 große Blätter Sauerampfer
30 g Butter

Zubereitungszeit: ca. 40 Minuten
Pro Portion ca. 490 kcal/2090 KJ
35 g E, 12 g F, 63 g KH, 6 KE-BE

1 Die Scampi oder Garnelen gründlich waschen, vorsichtig aus den Schalen lösen und den Darm entfernen. Die ausgelösten Schalen mit den Gewürzen, dem geputzten, klein geschnittenen Gemüse und 1 Prise Salz vermischen, mit Wasser bedecken und 15 Minuten kochen lassen. Die Brühe durch ein feines Sieb geben.

2 Die Brühe erneut zum Kochen bringen und das Rotbarbenfilet mit der Petersilie darin 3 Minuten ziehen lassen. Petersilienstängel entfernen, Brühe und Fisch im Mixer pürieren. Die Scampi in Stücke schneiden. Das Öl in einer großen Pfanne erhitzen, die Knoblauchzehe schälen und fein hacken. Anschließend hellgelb braten, die gehackte Petersilie und die Scampi hinzufügen und kurz durchrösten. Salzen und pfeffern.

3 Die Nudeln nach Packungsanweisung in reichlich Salzwasser bissfest garen, dann abgießen. Etwas Nudelwasser auffangen.

4 Die Penne in die Pfanne mit den Scampi geben. Das Fischpüree hinzufügen und, wenn nötig, mit etwas Nudelkochwasser geschmeidig machen. Bei leichter Hitze alles gründlich miteinander vermischen. Zuletzt den fein geschnittenen Sauerampfer und die Butter in Flöckchen untermischen.

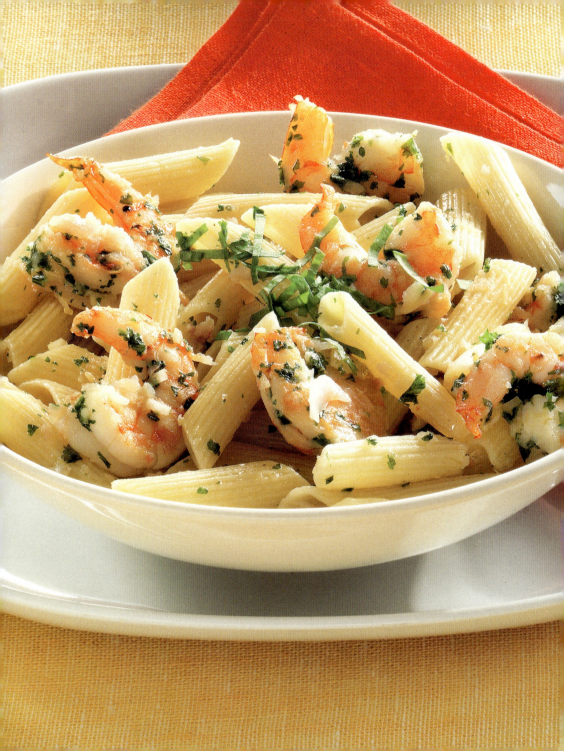

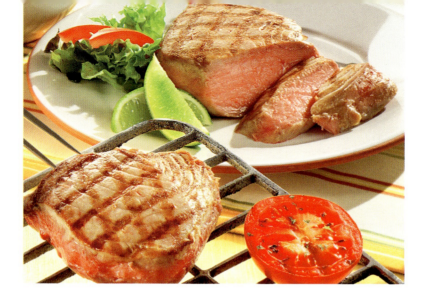

Thunfisch mit Grilltomaten

Für 4 Portionen

4 Thunfischsteaks (à 150 g)
Salz
Pfeffer
1 El Öl
8 Tomaten
1 El italienische Kräutermischung

Zubereitungszeit: ca. 10 Minuten (plus Grillzeit)
Pro Portion ca. 390 kcal/1630 KJ
35 g E, 26 g F, 4 g KH, 0 KE-BE

1 Die Fischsteaks abtupfen und mit Salz und Pfeffer würzen. Mit dem Öl einpinseln und auf dem heißen Grill von jeder Seite etwa 5 Minuten grillen, sodass sie innen noch ein bisschen roh sind.

2 Die Tomaten waschen und längs halbieren. Mit italienischer Kräutermischung und Salz würzen. Die gewürzten Tomaten etwa 10 Minuten auf den Grill legen und garen.

Hähnchen
mit Joghurt

Für 4 Portionen

1 Brathähnchen (ca. 1,5 kg)
Saft von 1 Zitrone
1 Tl Salz
1 Tl gemahlener Koriander
2 Tl gemahlener Kreuzkümmel
1 Tl Nelkenpulver
2 Lorbeerblätter
1/2 Tl Cayennepfeffer
1 Tl Kurkuma
1 Zwiebel, gehackt
2 Knoblauchzehen, gehackt
5 cm Ingwerwurzel, gehackt
150 ml Joghurt
1 unbehandelte Zitrone

Zubereitungszeit: ca. 30 Minuten
(plus Marinier- und Garzeit)
Pro Portion ca. 450 kcal/1900 kJ
51 g E, 25 g F, 6 g KH, 0,5 KE-BE

1 Das Hähnchen waschen, trocken tupfen und in 6 Teile schneiden. Die Hähnchenteile häuten und an der fleischigsten Stelle einschneiden. Mit Zitronensaft beträufeln und mit Salz einreiben.

2 Gewürze, Zwiebel, Knoblauch, Ingwer und Joghurt in einer Schüssel miteinander verrühren.

4 Die Hähnchenteile in einem Schmortopf mit der Joghurtmischung überziehen. Mit Folie abgedeckt mindestens 24 Stunden ziehen lassen. Währenddessen mehrmals wenden.

5 Den Backofen auf 200 °C (Umluft 180 °C) vorheizen. Nach der Marinierzeit die Hähnchenteile auf einem Backblech etwa 45 Minuten braten. Mit Zitronenvierteln garniert servieren.

TIPP: Dazu passen Curry- oder Gewürzreis und ein grüner Blattsalat.

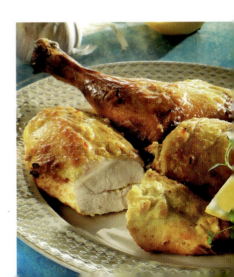

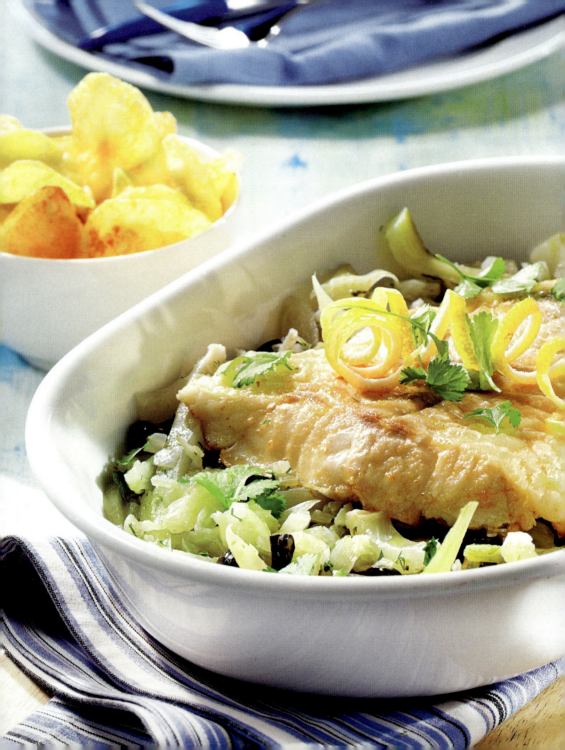

Schellfisch mit Fenchel

Für 4 Portionen

2 Fenchelknollen mit Kraut
1 Zwiebel
2 El Olivenöl
Salz
Pfeffer
60 g schwarze Oliven ohne Stein
1/2 Bund Koriander
4 Schellfischfilets (à 150 g)

Zubereitungszeit: ca. 30 Minuten
(plus Schmor- und Garzeit)
Pro Portion ca. 240 kcal/1020 KJ
29 g E, 12 g F, 5 g KH, 0,5 KE-BE

1 Das Fenchelkraut abschneiden und so viel hacken, dass es 3 El ergibt. Die Knollen längs halbieren und das harte Mittelstück herausschneiden. Die Fenchelknollen in etwa 0,5 cm dicke Stifte schneiden. Die Zwiebel schälen und würfeln.

2 Das Öl in einer Pfanne erhitzen und Fenchel mit Zwiebeln darin andünsten. Abgedeckt etwa 20 Minuten bei geringer Temperatur dünsten, bis der Fenchel sehr weich ist. Mit Salz und Pfeffer würzen. Die Oliven in Scheiben schneiden, den Koriander hacken. Beides (vom Koriander nur die Hälfte) mit dem Fenchelkraut in die Pfanne geben und kurz mitschmoren.

3 Den Backofen auf 180 °C (Umluft 160 °C) vorheizen. Fenchelmasse in eine gefettete Auflaufform geben. Fischfilets von noch vorhandenen Gräten befreien und halbieren. Auf den Fenchel legen und mit dem restlichen Öl einstreichen. Im Ofen etwa 30 Minuten backen, bis der Fisch gar ist. Mit restlichem Koriander bestreut servieren.

Lachsfilet
im Zucchinibett

Für 4 Portionen

600 g Lachsfilet
2 El Zitronensaft
Salz
Pfeffer
1 El Olivenöl
4 El Butter
2 El Pfefferkörner
4 Zucchini

Zubereitungszeit: ca. 20 Minuten
(plus Brat- und Backzeit)
Pro Portion ca. 270 kcal/1130 KJ
30 g E, 15 g F, 3 g KH, 0 KE-BE

1 Backofen auf 160 °C (Umluft 140 °C) vorheizen. Lachsfilet in 4 Stücke schneiden und mit Zitronensaft beträufeln. Anschließend salzen und pfeffern.

2 Olivenöl und Butter in einer Pfanne erhitzen, die Lachsstücke darin kurz braten. Dann in einen Bräter geben. Pfefferkörner mit einem Messer zerdrücken und auf die Lachsstücke legen. Im Ofen etwa 8 Minuten garen.

3 Zucchini putzen und in dünne Streifen schneiden. Restliche Butter erhitzen und Zucchinistreifen darin etwa 3 Minuten bissfest dünsten. Anschließend würzen. Auf Teller verteilen und zusammen mit dem Lachs anrichten.

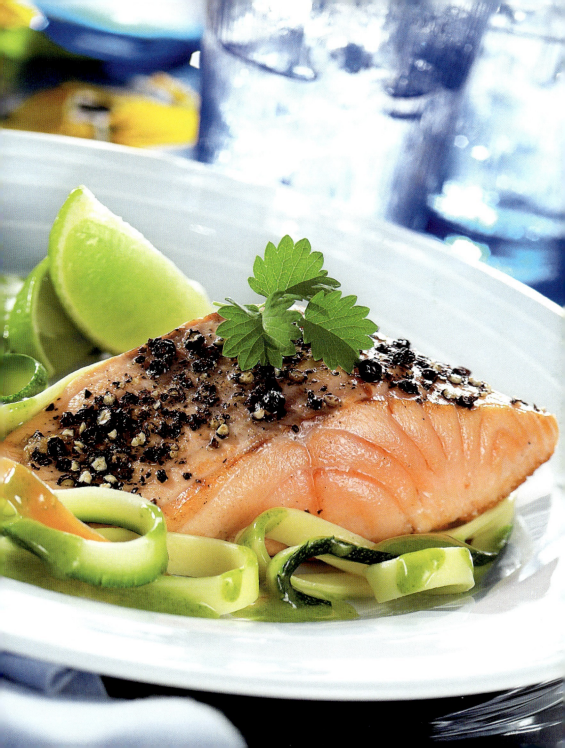

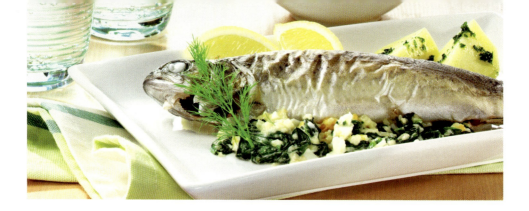

Forellen mit Spinat

Für 4 Portionen

4 küchenfertige Forellen
Salz
2 El Zitronensaft
100 g Schalotten
2 El Butter
250 g TK-Spinat
250 g frischer Bärlauch
1 Ei
2 El Sahne
2 El frisch geriebener Parmesan
2 El Paniermehl
Kräutersalz
Pfeffer

Zubereitungszeit: ca. 30 Minuten (plus Garzeit)
Pro Portion ca. 400 kcal/1680 KJ
50 g E, 18 g F, 6 g KH, 0,5 KE-BE

1. Forellen innen und außen salzen und mit Zitronensaft beträufeln. Schalotten schälen und fein hacken. Butter in einer Pfanne erhitzen und Schalotten darin andünsten.

2. Spinat auftauen lassen, Bärlauch verlesen, waschen und klein schneiden. Spinat und Bärlauch zu den Schalotten geben und mitdünsten, bis die Flüssigkeit verdampft ist. Die Pfanne von der Kochstelle nehmen.

3. Das Ei hart kochen, abschrecken, schälen und klein schneiden. Mit Sahne, Parmesan, Paniermehl und den Gewürzen vermischen. Anschließend zu dem Spinat geben. Den Backofen auf 200 °C (Umluft 180 °C) vorheizen.

4. Die Forellen in einen gefetteten Bräter legen. Die Spinatmischung dazugeben und im Ofen etwa 35 Minuten backen. Als Beilage Petersilienkartoffeln reichen.

Karpfen mit Petersilie

1 Die Karpfenfilets mit Zitronensaft beträufeln und mit Salz und Pfeffer würzen.

2 Die Butter und das Öl in einer Pfanne erhitzen. Die Karpfenfilets darin von beiden Seiten etwa 10 Minuten braten.

3 Die Petersilie waschen, trocken schütteln und fein hacken. Die Zitrone heiß waschen und vierteln.

4 Die Karpfen und auf einer vorgewärmten Platte anrichten. Mit Petersilie bestreuen und mit Zitronenvierteln dekorieren. Dazu Kartoffelbrei und grünen Salat reichen.

Für 4 Portionen

4 küchenfertige Karpfenfilets (à 150 g)
2 El Zitronensaft
Salz
Pfeffer
2 El Butter
2 El Rapsöl
1 Bund Petersilie
1 unbehandelte Zitrone

Zubereitungszeit: ca. 20 Minuten (plus Bratzeit)
Pro Portion ca. 210 kcal/870 KJ
26 g E, 10 g F, 2 g KH, 0 KE-BE

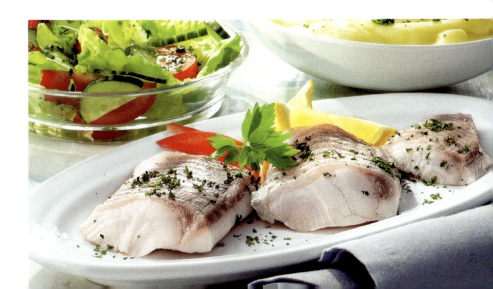

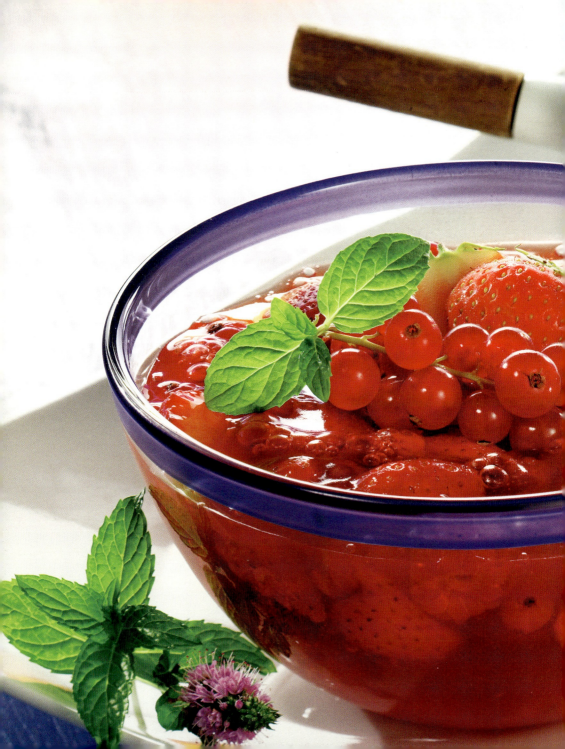

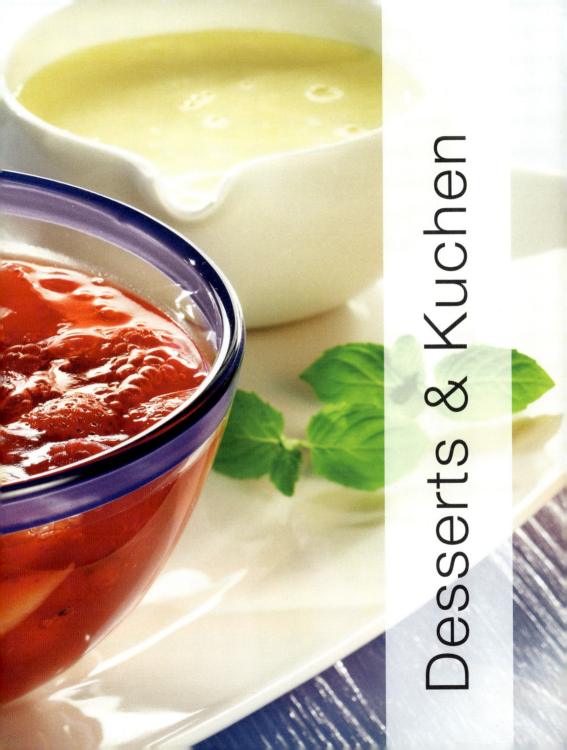

Desserts & Kuchen

Blutorangenterrine
mit Mohnsauce

Für 4 Portionen

4 Blutorangen
40 g Puderzucker
4 Blatt weiße Gelatine
200 g Joghurt (1,5 % Fett)
40 g weiße Kuvertüre
200 ml Sojacreme
einige Tropfen flüssiger Süßstoff
2 El Arrak (asiatischer Reisbranntwein)
40 g frisch gemahlener Mohn

Zubereitungszeit: ca. 20 Minuten (plus Kühlzeit)
Pro Portion ca. 310 kcal/1300 KJ
8 g E, 15 g F, 31 g KH, 3 KE-BE

1 Orangen schälen, weiße Haut entfernen und Filets herausschneiden. Orangenreste auspressen, Saft mit Puderzucker in einen Topf geben und auf dem Herd um die Hälfte einreduzieren. Anschließend nicht mehr kochen. Gelatine einweichen und im Saft auflösen.

2 Joghurt unter die etwas abgekühlte Masse rühren, Filets unterheben. Fruchtmasse in 4 Förmchen füllen und kalt stellen.

3 Die Kuvertüre auflösen, mit Sojacreme, Süßstoff und Arrak schaumig mixen und den Mohn unterheben. Die Terrinen stürzen und mit der Mohnsauce anrichten.

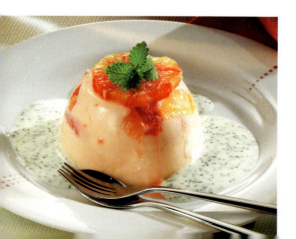

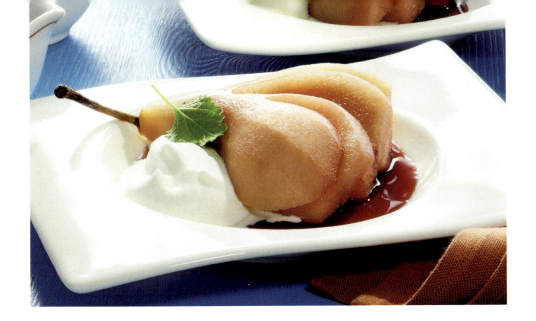

Birnen in Rotwein

1. Die Birnen schälen, die Stiele dranlassen. Die Früchte nebeneinander in einen Topf stellen, den Wein mit 100 ml Wasser mischen und darübergießen.

2. Süßstoff, Zimtstange und Zitronenschale dazugeben. Die Birnen im abgedeckten Topf so lange dünsten, bis sie weich sind.

3. Die Birnen aus dem Topf nehmen und in eine Schüssel setzen. Zimtstange und Zitronenschale aus der Flüssigkeit nehmen und diese so lange kochen, bis sie dickflüssig ist. Den Sirup über die Birnen gießen und kalt servieren. Dazu passt geschlagene Sahne.

Für 4 Portionen

4 große, feste Birnen
250 ml Rotwein
ca. 1 Tl flüssiger Süßstoff
1 Zimtstange
abgeriebene Schale von
1 unbehandelten Zitrone

Zubereitungszeit: ca. 20 Minuten
(plus Garzeit)
Pro Portion ca. 140 kcal/590 KJ
1 g E, 0 g F, 24 g KH, 2 KE-BE

Desserts & Kuchen

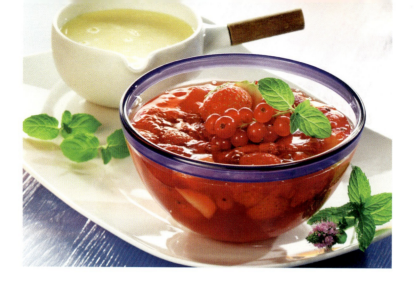

Rote Grütze

Für 4 Portionen

je 125 g Himbeeren, Erdbeeren, rote Johannisbeeren und Kirschen
60 g Zucker
flüssiger Süßstoff nach Geschmack
40 g Speisestärke
Minzeblättchen zum Dekorieren

Zubereitungszeit: ca. 30 Minuten
Pro Portion ca. 150 kcal/630 KJ
1 g E, 0 g F, 33 g KH, 3 KE-BE

1 Die Himbeeren und Erdbeeren verlesen, putzen und waschen, Johannisbeeren von den Rispen zupfen und ebenfalls waschen. Kirschen waschen und entsteinen.

2 In einem Topf die Früchte mit etwa 500 ml Wasser und dem Zucker und Süßstoff zum Kochen bringen und 2 Minuten köcheln.

3 Früchte abgießen, den Saft auffangen und in einem Topf erneut aufkochen. Die Speisestärke mit etwas Wasser anrühren und den Fruchtsaft damit andicken. Früchte unterheben und die Grütze bis zum Servieren kalt stellen. Mit Minzeblättchen dekorieren.

Kefir mit Kirschen

1 Den Kefir mit dem Zucker und etwas Süßstoff, dem Zimt und den Nüssen verrühren. Gut durchkühlen lassen.

2 Die Sauerkirschen auf 4 Suppenteller verteilen.

3 Den Kefir darübergießen und die Kirschkaltschale gut gekühlt servieren.

Für 4 Portionen

1 l Kefir (0,1 % Fett)
30 g Zucker, flüssiger Süßstoff
1 Tl gemahlener Zimt
50 g gehackte Haselnüsse
200 g entsteinte Sauerkirschen (aus dem Glas)

Zubereitungszeit: ca. 5 Minuten
Pro Portion ca. 250 kcal/1050 KJ
10 g E, 8 g F, 29 g KH, 3 KE-BE

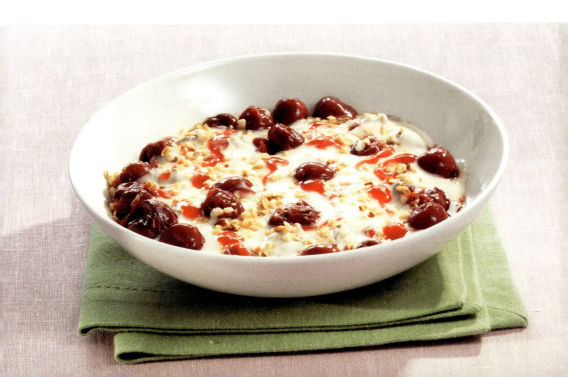

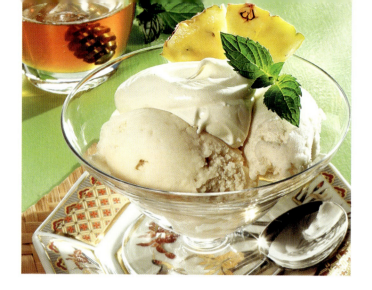

Ananassorbet mit Ingwer

Für 6 Portionen

1 Ananas
3 El Honig
100 g gemahlene Mandeln
2 Eier
5 El Zucker
1/2 Tl gemahlenen Ingwer
125 ml Sojacreme
1 Päckchen Vanillezucker
einige Minzeblättchen

Zubereitungszeit: ca. 20 Minuten
(plus Zeit zum Gefrieren)
Pro Portion ca. 300 kcal/1270 KJ
7 g E, 15 g F, 33 g KH, 3 KE-BE

1 Die Ananas schälen, vom harten Strunk befreien und pürieren. Das Püree mit Honig und Mandeln verrühren, in eine Metallschüssel geben und im Tiefkühler fest werden lassen. Mehrfach umrühren.

2 Die Eier trennen, Eiweiß sehr steif schlagen. Zucker mit Ingwer mischen und unter den Eischnee heben. Das Ananassorbet mit der Eimasse vermengen und erneut in den Tiefkühler stellen. Unter mehrmaligem Umrühren gefrieren lassen.

3 Die Sojacreme mit dem Vanillezucker verrühren. Das Ananassorbet mit Vanillecreme und Minzeblättchen garniert servieren.

Melonensorbet
mit Limette

1 Die Melonen halbieren und die Kerne entfernen. Dann das Fruchtfleisch herauslösen, klein schneiden und im Mixer oder mit dem Pürierstab pürieren.

2 Den Zucker und 100 ml Wasser in einen Topf geben und unter Rühren aufkochen lassen, bis sich der Zucker aufgelöst hat.

3 Dann die Hitze herunterschalten und den Zuckersirup noch ca. 1 Minute kochen lassen. Den Topf vom Herd nehmen und den Zuckersirup abkühlen lassen.

4 Melonenpüree mit dem Limettensaft und dem Zuckersirup verrühren. Die Mischung in einen Tiefkühlbehälter geben und gefrieren lassen. Das Sorbet von Zeit zu Zeit umrühren und von den Rändern lösen.

5 Das Sorbet vor dem Servieren mit einer Gabel durchrühren, damit es leicht cremig wird. Dann den Cointreau unterrühren.

6 Das Melonensorbet portionsweise in Glasschalen oder den gekühlten Melonenhälften anrichten und sofort servieren.

Für 6 Portionen

1 mittelgroße Cantaloupe-Melonen
60 g Zucker
2 El Limettensaft
4 El Cointreau

Zubereitungszeit: ca. 15 Minuten
(plus Kühlzeit)
ca. 100 kcal/420 KJ
1 g E, 0 g F, 20 g KH, 2 KE-BE

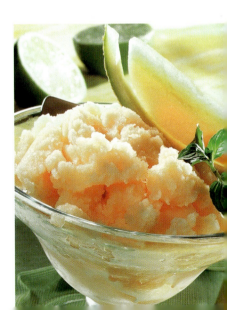

Hefebuchteln
mit Pflaumenmus

Für 30 Stück

500 g Mehl, Type 550
30 g Hefe
250 ml Milch (1,5 % Fett)
2 El Zucker
2 Eier
100 g Butter
1 Prise Salz
200 g Pflaumenmus
etwas Butter
Puderzucker zum Bestäuben
Fett für das Blech

Zubereitungszeit: ca. 30 Minuten
(plus Ruhe- und Backzeit)
Pro Stück ca. 110 kcal/450 KJ
3 g E, 4 g F, 16 g KH, 1,5 KE-BE

1 Das Mehl in eine tiefe Schüssel sieben, in die Mitte eine Vertiefung drücken und die Hefe hineinbröckeln. Die Milch erwärmen. 1 Tl Zucker und 100 ml Milch zur Hefe geben. Mit etwas Mehl vom Rand verrühren und gut abgedeckt an einem warmen Ort etwa 20 Minuten gehen lassen.

2 Die restliche Milch, die Eier, die weiche Butter sowie restlichen Zucker und Salz dazugeben und den Teig so lange schlagen, bis er Blasen wirft und sich vom Schüsselrand löst. Den fertigen Teig nochmals abgedeckt an einem warmen Ort etwa 60 Minuten gehen lassen.

3 Den Backofen auf 180 °C (Umluft 160 °C) vorheizen. Den Teig knapp fingerdick ausrollen und etwa handtellergroße Stücke ausschneiden. In die Mitte dieser Teigstücke 1–2 Tl Pflaumenmus geben, die Teigränder vorsichtig über der Masse zusammennehmen und leicht zusammendrücken.

4 Die Buchteln auf eine gefettetes Backblech setzen, mit flüssiger Butter bepinseln und 30–45 Minuten gelbbraun backen. Danach mit Puderzucker bestäuben.

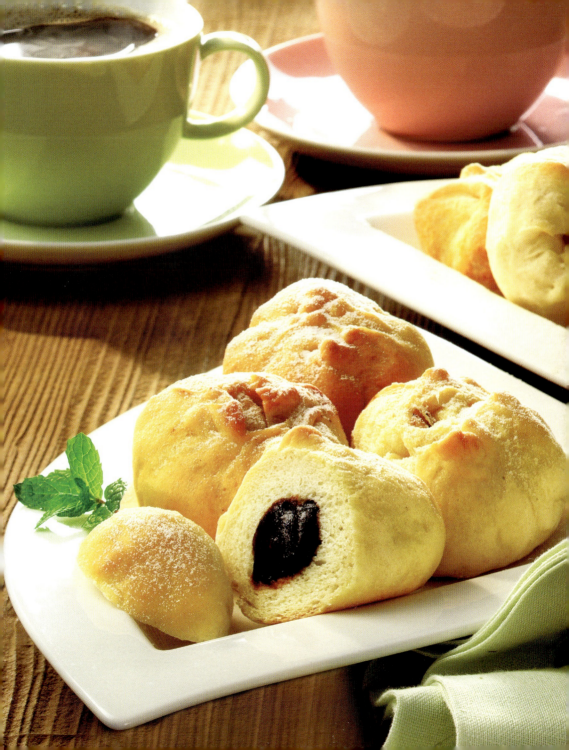

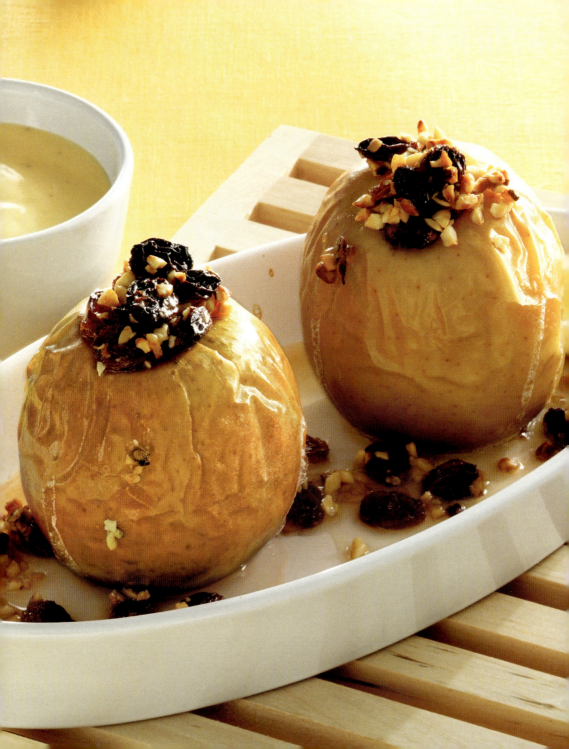

Bratäpfel
mit Haselnüssen

1 Äpfel waschen und das Kerngehäuse mit einem Apfelausstecher ausstechen.

2 Die Rosinen in Orangensaft kurz einweichen, dann abtropfen lassen.

3 Die Nüsse mit Zimt, dem Honig und den Rosinen mischen. Backofen auf 180 °C vorheizen.

4 Eine flache Auflaufform mit Butter ausfetten. Die Äpfel in die Form setzen und mit der Nuss-Rosinen-Mischung füllen.

5 Im Backofen ca. 30 Minuten backen. Dazu nach Belieben eine Vanillesauce reichen.

Für 4 Portionen

4 mittelgroße Äpfel
(am besten Boskop)
2 El Rosinen
3 El Orangensaft
2 El grob gehackte Haselnüsse
1 Prise Zimt
2 El Honig
Butter für die Form

Zubereitungszeit: ca. 10 Minuten
(plus Garzeit)
Pro Portion ca. 150 kcal/630 KJ
1 g E, 4 g F, 26 g KH, 2 KE-BE

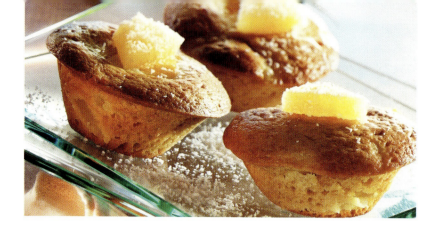

Piña-Colada-Muffins

Für 12 Stück

90 g Vollkornmehl
100 g Weizenmehl, Type 405
1 Tl Backpulver
1/2 Tl Natron
50 g Kokosflocken
300 g ungesüßte Ananas (aus der Dose)
1 Ei
80 g brauner Zucker
etwas flüssiger Süßstoff
80 ml Sonnenblumenöl
250 g Naturjoghurt
1 Tl Rum-Backaroma

Zubereitungszeit: ca. 20 Minuten (plus Backzeit)
Pro Stück ca. 200 kcal/820 KJ
3 g E, 10 g F, 22 g KH, 2 KE-BE

1 Den Backofen auf 180 °C vorheizen. Papierförmchen in ein Muffin-Blech setzen. Mehl, Backpulver, Natron und Kokosflocken gut mischen.

2 Die Ananas in ein Sieb gießen, abtropfen lassen, 250 g in kleine Würfel und 50 g in 12 gleich große Stücke schneiden. Das Ei aufschlagen und verquirlen. Den Zucker, den Süßstoff, das Öl, den Joghurt, das Backaroma und 250 g Ananaswürfel hinzufügen. Die Mehlmischung zugeben und so lange rühren, bis die trockenen Zutaten feucht sind.

3 Den Teig gleichmäßig in die Papierförmchen verteilen und auf der mittleren Einschubleiste 20–25 Minuten backen. Herausnehmen und im Blech 5 Minuten ruhen lassen. Die Muffins mit Ananas und Kokosraspeln garniert servieren.

Buttermilch-Apfel-Muffins

1. Die Äpfel schälen, das Kerngehäuse entfernen, die Äpfel klein schneiden. Mit 2 El Zucker und 1 Tl Zimt bestreuen.

2. Das Mehl mit 80 g Zucker, Süßstoff, Natron, Salz, weicher Butter, Ei, Buttermilch und Vanillinzucker verrühren. Mit der Apfelmischung zu einem glatten Teig verarbeiten.

3. Den Backofen auf 200 °C (Umluft 180 °C) vorheizen. Das Muffin-Blech mit Papierförmchen auskleiden.

4. Den Teig in die Förmchen füllen. Restlichen Zucker mit Zimt darüberstreuen und die Muffins im Ofen etwa 18 Minuten backen. Die Muffins aus dem Ofen holen und noch etwa 5 Minuten in der Form ruhen lassen.

Für 12 Stück

2 kleine Äpfel
120 g Zucker
1/2 Tl flüssiger Süßstoff
2 Tl Zimt
280 g Mehl, Type 550
1 1/2 Tl Natron
1 Prise Salz
100 g Butter
1 Ei
250 ml Buttermilch
1 P. Vanillinzucker

Zubereitungszeit: ca. 20 Minuten
(plus Backzeit)
Pro Stück ca. 210 kcal/880 KJ
3 g E, 8 g F, 31 g KH, 3 KE-BE

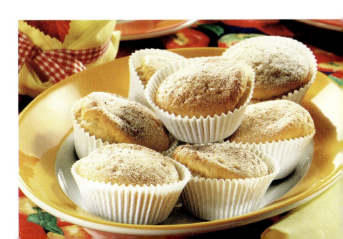

Käsekuchen vom Blech

Für ca. 18 Stücke

250 g Mehl, Type 550
1/2 Päckchen Hefe
100 ml Milch (1,5 % Fett)
abgeriebene Schale von
1 unbehandelten Zitrone
1 El Zucker
400 g Magerquark
2 Eier
1 El Vanillinzucker
1 El flüssiger Süßstoff
20 g Mandelstifte
40 g Haselnussblättchen

Zubereitungszeit: ca. 30 Minuten
(plus Ruhe- und Backzeit)
Pro Stück ca. 100 kcal/430 KJ
6 g E, 3 g F, 12 g KH, 1 KE-BE

1. Mehl in eine Schüssel sieben und eine Vertiefung eindrücken. Hefe in 1 El lauwarmem Wasser auflösen, in die Kuhle gießen, mit ein wenig Mehl vom Rand bestäuben, zudecken und ca. 20 Minuten gehen lassen.

2. Milch, die Hälfte der Zitronenschale und Zucker unterarbeiten und alles zu einem geschmeidigen Teig kneten. Weitere 20 Minuten gehen lassen. Wieder durchkneten. Den Hefeteig zu einer dünnen Platte ausrollen, auf ein mit Backpapier ausgelegtes Backblech legen und zugedeckt ruhen lassen. Den Backofen auf 175 °C vorheizen.

3. Den Quark mit Eigelb, Zucker, Süßstoff und Zitronenschale cremig rühren. Eiweiß zu steifem Schnee schlagen und vorsichtig unter den Quark heben. Die Masse schnell auf der Teigplatte verteilen und glatt streichen.

4. Mit Mandeln und Haselnüssen Streifen aufstreuen. Den Kuchen auf der mittleren Einschubleiste bei 175 °C 20 Minuten backen. Die Temperatur auf 200 °C erhöhen und 15 Minuten bräunen. Herausnehmen und lauwarm servieren.

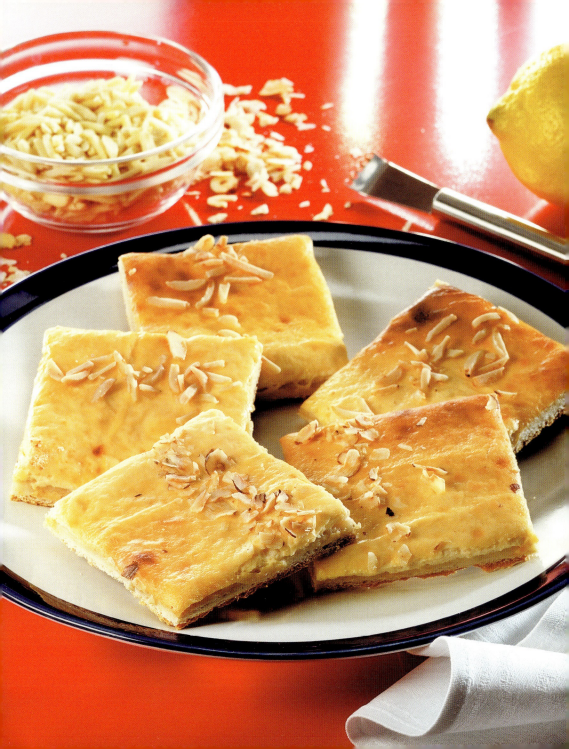

Zimtstreuselkuchen mit Quark

Für 20 Stücke

20 g Hefe
175 g Zucker
250 ml Milch (1,5 % Fett)
500 g Mehl
225 g weiche Butter
1 Prise Salz
2 Eier
500 g Magerquark
1 Tl flüssiger Süßstoff
25 g Speisestärke
100 g Korinthen
50 g gemahlene Nüsse
Zimt-Zucker zum Bestreuen

Zubereitungszeit: ca. 35 Minuten
(plus Ruhe- und Backzeit)
Pro Stück ca. 270 kcal/1140 KJ
7 g E, 12 g F, 32 g KH, 3 KE-BE

1. Die Hefe zerbröckeln, mit 1 Tl Zucker und etwas Milch verrühren und ca. 15 Minuten gehen lassen.

2. 250 g Mehl mit der Hefemischung, der restlichen Milch, 75 g Butter, 75 g Zucker und dem Salz mischen. Den Teig gut durchkneten und ca. 45 Minuten gehen lassen.

3. Die Eier trennen. Den Quark mit Süßstoff, den Eigelben und der Speisestärke mischen. Das Eiweiß steif schlagen und zusammen mit den Korinthen unter die Quarkmasse heben.

4. Den Backofen auf 200 °C vorheizen. Den Teig nochmals durchkneten, auf einer bemehlten Arbeitsfläche in Backblechgröße ausrollen und auf ein mit Backpapier ausgelegtes Backblech legen.

5. Die Quarkmasse daraufstreichen. Das restliche Mehl mit den Nüssen, dem restlichen Zucker und der restlichen Butter vermengen und zu Streuseln zerbröseln. Das Ganze auf den Kuchen streuen und diesen ca. 35 Minuten auf der mittleren Einschubleiste backen. Vor dem Servieren mit Zimt-Zucker bestreuen.

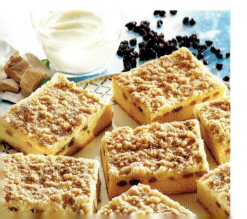

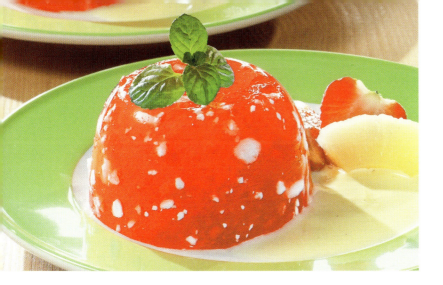

Götterspeise
mit Ananasstückchen

1. Die Ananasstücke im Mixer zerhacken und die Flüssigkeit abgießen. Die Götterspeise mit etwas weniger Flüssigkeit als auf der Verpackung angegeben, kochen. Mit Süßstoff süßen.

2. Das Ananaspüree unter die Götterspeise heben und in 4 kleine Puddingformen füllen. Kühl stellen.

3. Wenn die Masse schon etwas erkaltet ist, alles nochmals umrühren, damit das Ananaspüree nicht am Boden klebt. Die Götterspeise stürzen und mit Vanillesauce servieren.

Für 4 Portionen

1 Päckchen Götterspeise
etwas flüssiger Süßstoff
175 g ungesüßte Ananasstücke (aus der Dose)

Zubereitungszeit: ca. 20 Minuten (plus Koch- und Kühlzeit)
Pro Portion ca. 40 kcal/160 KJ
2 g E, 0 g F, 6 g KH, 0,5 KE-BE

Rotweinschnitten
mit Weintrauben

Für ca. 12 Stücke

4 Eier
2 Tl Zucker
50 g Mehl
25 g Speisestärke
1 Tl Backpulver
1 Päckchen gemahlene weiße Gelatine
150 ml trockener Rotwein
100 ml Traubensaft
100 g Weintrauben
Zitronenmelisse zum Garnieren

Zubereitungszeit: ca. 50 Minuten
Pro Stück ca. 80 kcal/210 KJ
4 g E, 2 g F, 10 g KH, 1 KE-BE

1 2 Eier trennen. Die Eigelbe mit 2 El heißem Wasser und 1 Tl Zucker sehr schaumig rühren. Eiweiß steif schlagen, auf die Eigelbcreme geben. Mehl mit Speisestärke und Backpulver darübersieben. Alles locker unterheben. Den Backofen auf 200 °C vorheizen.

2 Knapp die Hälfte eines Backbleches mit Backpapier auslegen, Papier zur offenen Seite nach oben knicken. Teig daraufgeben und glatt streichen. Im Backofen auf der mittleren Schiene etwa 12 Minuten backen. Anschließend auf ein Handtuch stürzen und das Papier abziehen. Die Platte auskühlen lassen.

3 Gelatine in 5 El kaltem Wasser 10 Minuten quellen lassen. Restliche Eier trennen. Eigelbe schaumig rühren. Rotwein und Traubensaft zugeben.

4 Gequollene Gelatine erwärmen, bis sie gelöst ist und dann unter die Rotweinmasse rühren. Geliert die Masse, das Eiweiß sehr steif schlagen und unterheben. Die Creme auf die Gebäckplatte streichen. Kühl stellen.

5 Die Weintrauben waschen, halbieren und auf der gelierten Creme verteilen. Mit Zitronenmelisse garnieren.

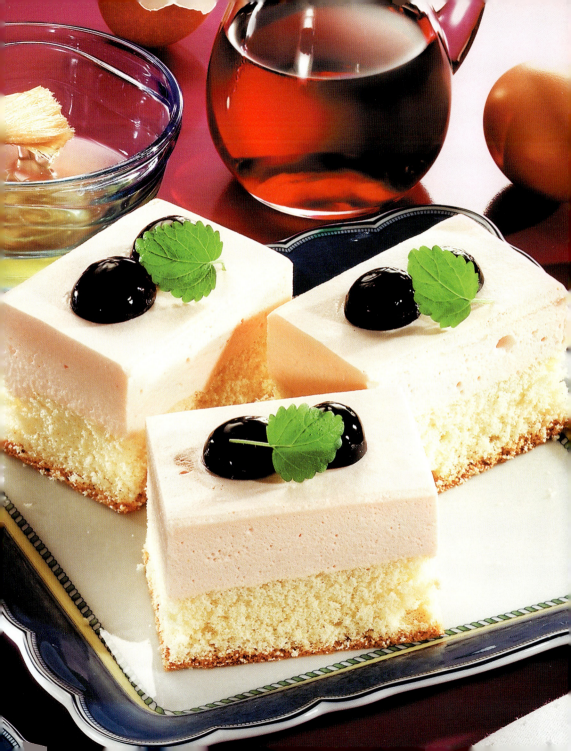

Tropische Fruchttorte

Für ca. 12 Stücke

1 Tl Stärke
200 ml Milch
flüssiger Süßstoff
3 Blatt weiße Gelatine
1 Ei, 1 Eigelb
100 ml Sahne
1 Biskuitboden (FP)
2 Kiwis
2 Mangos
2 Feigen
150 g blaue Weintrauben
1 Päckchen klarer Tortenguss
1 Physalis

Zubereitungszeit: ca. 20 Minuten
(plus Zeit zum Kühlen)
Pro Stück ca. 120 kcal/500 KJ
2 g E, 3 g F, 20 g KH, 2 KE-BE

1 Die Stärke mit 3 El Milch glatt rühren. Die restliche Milch aufkochen, Stärke einrühren, mit Süßstoff süßen und abkühlen lassen.

2 Die Gelatine in kaltem Wasser einweichen. Das Ei und das Eigelb in die Milch einrühren. Das Ganze in einem Topf langsam erwärmen. Kurz vor dem Kochen vom Herd nehmen, noch 2–3 Minuten weiterrühren. Die Gelatine ausdrücken und in der Masse auflösen.

3 Die Masse in ein kaltes Wasserbad stellen und so lange rühren, bis sie fest ist. Die Sahne steif schlagen und unter die Creme rühren. Die Masse auf dem Boden verteilen.

4 Die Kiwis schälen und in Scheiben schneiden. Die Mangos schälen, halbieren, den Kern entfernen und das Fruchtfleisch in Spalten schneiden. Die Feigen waschen und in Spalten schneiden. Die Weintrauben waschen und trocken tupfen.

5 Das Obst auf der Karamellcreme verteilen. Den Tortenguss nach Packungsanleitung zubereiten und über die Früchte gießen. Mit der Physalis garnieren und kalt stellen.

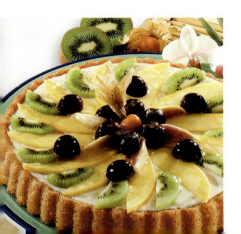

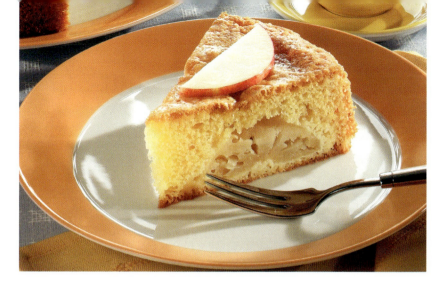

Schwäbischer Apfelkuchen

1 Den Backofen auf 200 °C vorheizen. Die Äpfel schälen, halbieren und die Kerngehäuse entfernen. Die Apfelhälften mehrmals längs einschneiden und mit dem Zitronensaft beträufeln.

2 Eier mit Zucker und Süßstoff schaumig rühren, die Butter darunterrühren. Mehl mit dem Backpulver und Salz vermischen, ebenfalls unterrühren. Eine Springform gut mit Butter einfetten.

3 Den Teig hineinfüllen, die Apfelhälften mit der eingeschnittenen Seite nach oben gleichmäßig darauf verteilen und leicht hineindrücken. Den Kuchen im vorgeheizten Backofen etwa 50 Minuten backen, anschließend mit Gelee oder Konfitüre bestreichen.

Für ca. 12 Stücke

600 g Äpfel
1 El Zitronensaft
5 Eier
120 g Zucker
1 Tl flüssiger Süßstoff
125 g Butter
250 g Mehl
1/2 P. Backpulver
1 Prise Salz
4–5 El Quittengelee oder Aprikosenkonfitüre

Zubereitungszeit: ca. 30 Minuten (plus Backzeit)
Pro Stück ca. 260 kcal/1090 KJ
6 g E, 12 g F, 33 g KH, 3 KE-BE

Desserts & Kuchen

Apfelkuchen mit Zimt

Für ca. 20 Stücke

225 g Butter
150 g Zucker
1 Tl flüssiger Süßstoff
3 Eier
400 g Mehl
1 Tl Backpulver
1 kg Äpfel
1 P. Vanillezucker
1 Tl Zimt
Fett für die Form

Zubereitungszeit: ca. 30 Minuten
(plus Koch- und Backzeit)
Pro Stück ca. 370 kcal/1550 KJ
6 g E, 18 g F, 46 g KH, 4 KE-BE

1 125 g Butter mit 50 g Zucker und dem Süßstoff in einer Schüssel schaumig rühren, die Eier und 250 g mit Backpulver gemischtes Mehl untermischen. Daraus einen festen Mürbeteig bereiten. Den Teig ausrollen und in eine gefettete Springform legen.

2 Die Äpfel schälen, vom Kerngehäuse befreien und das Fruchtfleisch in Stücke schneiden. Mit wenig Wasser zu einem Apfelkompott aufkochen. Einige Apfelstücke sollten noch erhalten bleiben. Das fertige Kompott gleichmäßig auf dem Teigboden verteilen. Den Backofen auf 160 °C (Umluft 140 °C) vorheizen.

3 Restliches Mehl, Zucker, Vanillezucker, Butter und Zimt in einer Schüssel vermischen und daraus Streusel kneten. Diese gleichmäßig über dem Apfelkompott verteilen. Den Kuchen etwa 45 Minuten backen.

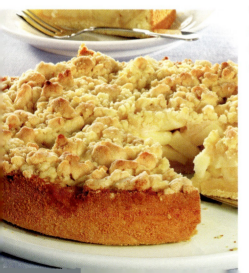

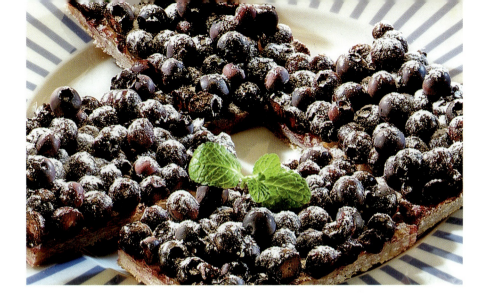

Saftiger Blaubeerkuchen

1 Den Blätterteig nach Packungsanweisung auftauen lassen und auf einer bemehlten Arbeitsfläche auf Größe des Backbleches ausrollen. Ein Backblech mit Backpapier auslegen und den Teig darauflegen. Den Backofen auf 220 °C vorheizen.

2 Die Blaubeeren waschen und trocknen. Die Hälfte der Blaubeeren mit Crème de Cassis und Zitronensaft in einen Topf geben. Das Ganze bei milder Hitze 4–5 Minuten ziehen lassen. Die noch warmen Blaubeeren auf den Teig geben und die restlichen Blaubeeren darauf verteilen.

3 Den Kuchen im Backofen auf der mittleren Einschubleiste 15 Minuten backen. Anschließend den Blaubeerkuchen mit Puderzucker bestäuben.

Für 24 Stücke

250 g Blätterteig (TK)
900 g Blaubeeren
50 ml Crème de Cassis
3 El Zitronensaft
Puderzucker zum Bestäuben
Mehl zum Bearbeiten

Zubereitungszeit: ca. 30 Minuten
(plus Backzeit)
Pro Stück ca. 70 kcal/280 KJ
1 g E, 4 g F, 6 g KH, 0,5 KE-BE

Desserts & Kuchen

Ananassorbet mit Ingwer	172
Apfelkuchen mit Zimt	188
Apfelkuchen, schwäbischer	187
Apfel-Möhren-Drink	32
Auberginen, gefüllte	88
Backofenkartoffeln, gefüllte	109
Bandnudeln mit Paprika und Limette	101
Bärlauchschnecken-Spieße	120
Bauernsalat, anatolischer	57
Birnen in Rotwein	169
Bistro-Baguette	28
Blaubeerkuchen, saftiger	189
Blutorangenterrine mit Mohnsauce	168
Bratäpfel mit Haselnüssen	177
Buttermilch-Apfel-Muffins	179
Cornflakes mit Aprikosen und Melone	25
Couscous mit Tofu	60
Erdbeeren mit Kefir und Cornflakes	24
Fächerkartoffeln	93
Farfalle-Salat mit roten Linsen	40
Feldsalat mit Melone und Hähnchenbrust	70
Fischspieße	138
Fischspieße, exotische	110
Fischsuppe mit Gemüse	85
Fitness-Saft mit Kürbis	31
Forellen mit Spinat	164
Frischkäsebrot mit Kiwi	23
Fruchttorte, tropische	186
Frühlingssalat, frischer	69
Garnelensülzchen im Glas	91
Gazpacho aus Spanien	59
Gemüse in Kokosmilch, gemischtes	144
Gemüsegratin, frisches	148
Gemüsereis, knackiger	44
Gemüserösti mit Kräuterjoghurt	106
Gemüsespaghetti, bunte	149
Gemüsespieße mit Schafskäse	90
Gemüsesuppe mit Croûtons	83
Götterspeise mit Ananasstückchen	183

Hackrollen mit Ratatouille	124
Hähnchen in Ingwersauce	150
Hähnchen mit Joghurt	159
Hähnchen orientalisch	118
Hefebuchteln mit Pflaumenmus	174
Heringsstipp, klassischer	76
Hühnersuppe mit Minze	84
Kalbsrouladen mit Paprikagemüse	121
Karotten-Buttermilch mit Dill	29
Karpfen mit Petersilie	165
Kartoffelgratin, mediterranes	147
Kartoffeln, geschmorte	95
Kartoffel-Omelett	94
Kartoffelsalat mit Gurke	38
Kartoffelsalat, griechischer	49
Kartoffelsalat, schwäbischer	48
Kartoffelsuppe	78
Kartoffelsuppe, kalte	58
Kartoffelsuppe mit Krabben	80
Käsekuchen vom Blech	180
Kefir mit Kirschen	171
Kohlsalat mit Karotten	37
Kräutersuppe, französische	87
Kürbissalat mit Birne	67

Lachsfilet im Zucchinibett	162
Lammmedaillons	135
Lammragout mit Pilzen	134
Lammsalat, orientalischer	54
Lammspieße vom Grill	139
Lammtopf mit Reisnudeln	141
Linguine mit Sardinen	152
Linsensuppe mit Backpflaumen	79
Makkaroni mit Olivenpaste	98
Medaillons vom Hirsch	119
Melone mit Hering	75
Melonen, gefüllte	27
Melonenmilch	33
Melonensorbet mit Limette	173
Müsli, knuspriges	26
Nudelsalat, chinesischer	46
Nudelsalat, frischer	105
Nudelsalat mit Gemüse	43
Paprika, gefüllte	128
Penne mit Scampi	156
Peperonata	39
Piña-Colada-Muffins	178
Putenschnitzel mit Schnittlauch	116

Rehkeule Toskana	137
Reisnudeln mit Tofu	151
Rinderfilet mit Spargel	129
Rinderrouladen ganz klassisch	131
Rindfleisch nach Szechuan-Art	132
Rote Grütze	170
Rotweinschnitten mit Weintrauben	184

Salat mit Rindfleisch, bunter	45
Salat mit Schweinebraten, fruchtiger	50
Saltimbocca alla Romana	123
Sandwich mit Thunfischsalat	36
Schellfisch mit Fenchel	161
Schnitzelauflauf mit Tomaten	122
Schnitzel mit Portweinsauce	117
Schnitzelröllchen mit Pilzfüllung	127
Spaghetti Primavera	155
Spargelcremesuppe	81
Spargel mit Gemüseragout	142
Spargel mit neuen Kartoffeln	143
Spargelsalat, lauwarmer	66
Spinattorte mit Gruyère	112

Tabbouleh	53
Thunfisch mit Grilltomaten	158
Tomaten, gefüllte	97
Tomaten-Kefir	30
Tomatennudeln mit Lachs	102
Tomatenreis mit Koriander	62
Tomatensalat, gegrillter	68
Tortelliniauflauf mit Pilzen	153

Vollkornbrot mit Früchten	22
Vollkornnudeln mit Rucola	61

Wildsalat, feiner	73
Wok-Gemüse, scharfes	146
Wurstsalat, saarländischer	74
Würzkartoffeln mit Dip	92

Zimtstreuselkuchen mit Quark	182
Zitronenreis mit Mandeln	63
Zwiebelschnitzel	126